Humor als therapeutische Ressource

Erste Hilfen, Band 20

Martin Herberg, Dr., geb. 1969, ist Diplom-Soziologe, Sozial- und Pflegewissenschaftler sowie qualifizierter Demenzbegleiter (nach § 43 b SBG XI). Heute arbeitet er als Dozent an Pflegefachschulen und freier Kommunikationstrainer.

Martin Herberg

Humor als therapeutische Ressource

Ratgeber für die Betreuung von Menschen mit Demenz

Mabuse-Verlag
Frankfurt am Main

Bibliografische Information der Deutschen Nationalbibliothek
Die Deutsche Nationalbibliothek verzeichnet diese Publikation in der Deutschen Nationalbibliografie; detaillierte bibliografische Daten sind im Internet über http://dnb.dnb.de abrufbar.

Informationen zu unserem gesamten Programm, unseren Autor:innen und zum Verlag finden Sie unter: www.mabuse-verlag.de.

Wenn Sie unseren Newsletter zu aktuellen Neuerscheinungen und anderen Neuigkeiten abonnieren möchten, schicken Sie einfach eine E-Mail mit dem Vermerk „Newsletter" an: online@mabuse-verlag.de.

Kasseler Str. 1 a
60486 Frankfurt am Main
Tel.: 069-70 79 96-13
Fax: 069-70 41 52
verlag@mabuse-verlag.de
www.mabuse-verlag.de
www.facebook.com/mabuseverlag

Projektkoordination und Lektorat: Simone Holz, Pisa,
www.lektorat-redazione-holz.eu/
Satz und Gestaltung: Walburga Fichtner, Köln
Umschlagabbildung: © istockphoto.com/gremlin
Umschlaggestaltung: Marion Ullrich, Frankfurt am Main
Druck: SOL Service GmbH, Schrobenhausen
ISBN: 978-3-86321-648-1
Printed in Germany

Dieses Buch ist allen gewidmet, die als Demenzbetreuer:innen arbeiten und ihren Beruf mit Kreativität, mit Humor, mit Poesie ausüben. Mögen sie die Anerkennung bekommen, die sie verdienen.

Inhalt

Vorwort

Seit mehr als sieben Jahren gebe ich nun schon Kurse und Fortbildungen für Betreuungskräfte nach § 43 b) SGB XI. Aus dieser Tätigkeit ist die Idee für das vorliegende Buch hervorgegangen.

Bei meinen Kursen zum Thema Humor bitte ich die Teilnehmenden, Humor zu zeichnen oder zu malen. Die Lösungsvorschläge sind meist sehr kreativ: Für die einen ist Humor eine Sonne, die über uns allen leuchtet. Manche stellen Humor als prickelndes Glas Sekt dar, andere als Kopfschmerztablette. Einige sehen im Humor einen Rettungsanker. Eine weitere Variante besteht darin, Humor als Klebstoff darzustellen, der Menschen miteinander verbindet. Wieder andere zeichnen ein Ventil an einem Dampfkessel und sagen: *Das* ist Humor. Alle genannten Ideen lenken den Blick auf wichtige Aspekte des Themas.

An der stressreduzierenden, der heilsamen und gemeinschaftsstiftenden Kraft von Humor besteht heute kein Zweifel. Bahnbrechend war das Buch von *Vera Robinson* mit dem Titel „Praxishandbuch therapeutischer Humor“ aus dem Jahr 1999.[1] Inzwischen ist Humor in vielen Bereichen des Gesundheitswesens fest verankert, vom Krankenhaus über die Psychiatrie bis hin zu Alten- und Pflegeheimen. Auch in der Demenzbetreuung erfüllt Humor viele wichtige Funktionen.

Beim Thema „Humor und Demenz“ denkt mancher wohl zunächst an die (Klinik-)Clowns, die auf die Stationen kommen und die Bewohner:innen mit ihren Darbietungen erfreuen. Aber auch die Alltagsbegleiter:innen setzen bei ihrer Arbeit Humor ein, und sie tun dies in einer äußerst fantasievollen und kreativen Weise. Humor ist ein unver-

1 Robinson (1999).

zichtbares Element in einem modernen, ganzheitlichen Betreuungsansatz.

Wie man das therapeutische Potenzial von Humor konkret nutzen kann, ist freilich gar nicht so leicht zu sagen. Erfahrene Betreuungskräfte nutzen ständig Humor. Meist tun sie dies eher intuitiv, aus dem „Bauch" heraus. Es ist das Anliegen des vorliegenden Buchs, dieses intuitive Wissen in Worte zu fassen und es interessierten Lesenden in einer handlichen Form zur Verfügung zu stellen.

Großen Dank schulde ich den Teilnehmenden meiner Humorseminare, von denen ich viele Anregungen erhalten habe.

Ebenfalls zu Dank verpflichtet bin ich dem deutschen „Humor-Papst" Rolf-Dieter Hirsch für seine freundliche Unterstützung. Großer Dank gebührt auch meinen Forscherkolleg:innen an der Universität Witten-Herdecke, darunter Frau Prof. Dr. Sabine Bartholomeyczik, Frau Prof. Dr. Margareta Halek und Frau Prof. Dr. Martina Roes. Sie alle haben mir vielfältige Anregungen gegeben.

Die eigentlichen Heldinnen und Helden des Buchs aber sind die Betreuungskräfte, mit denen ich Interviews führen durfte und die es zugelassen haben, von mir bei ihrer täglichen Arbeit begleitet und beobachtet zu werden. Ihre Kreativität und ihr Einfallsreichtum haben mich sehr beeindruckt. Aus Gründen der Anonymisierung ist es leider nicht möglich, sie namentlich aufzuführen.

1 Einleitung

1.1 Auf dem Weg zu einer neuen Betreuungskultur

Die Betreuung demenziell erkrankter Menschen hat sich verändert. Bis in die 2000er-Jahre hinein gab es in vielen Pflegeeinrichtungen keine demenzgerechte Versorgung. Die Betroffenen waren sich selbst überlassen. Sie saßen eingepfercht in ihren Pflegestühlen und dämmerten vor sich hin. Die Pflegeforscherin *Ursula Koch-Straube* beschreibt die Aufenthaltsräume früherer Zeiten daher als „Wartehallen zum Tod"[2]. Es gab keine Beschäftigungsangebote, keine Tagesstruktur, niemanden, der sich für die Bewohner:innen Zeit nahm.
Heute sieht dies anders aus. Die Aufenthaltsräume und Wohnbereichsküchen haben sich in Orte der Geselligkeit und der Aktivität verwandelt. Es wird gelacht, gesungen, gebastelt, miteinander geredet. Zwei Faktoren spielen hierbei eine Rolle:

- Erstens werden Menschen mit Demenz heute anders wahrgenommen. Sie gelten nicht mehr als innerlich abgestumpft oder als „leere Hülle ohne Geist", wie es früher oft abfällig formuliert wurde.[3] Wie man mittlerweile weiß, haben Menschen mit Demenz ein ebenso intensives Gefühlsleben wie gesunde Menschen.[4] Demenziell erkrankte Menschen sind meist sehr empfänglich für alles Emotionale. Sie

2 Koch-Straube (2002), S. 80. Eine anschauliche Darstellung der Verhältnisse früherer Zeiten liefert der Film „Der Tag, der in der Handtasche verschwand" aus dem Jahr 2000 (Regie: M. Kainz).
3 Füsgen (2001), S. 101. Kritisch dazu: Sachweh (2008), S. 65.
4 Vgl. Wojnar (2014).

sind hilfsbereit und sozial beziehungsfähig.[5] Auch ist es so, dass sie trotz ihrer Krankheit oft über viel Sinn für Humor verfügen. Dies alles sind Ressourcen, die man therapeutisch nutzen kann.

- Zweitens hat die pflegewissenschaftliche Forschung viele Konzepte für die Gestaltung und Durchführung demenztherapeutischer Aktivierungen hervorgebracht.[6] Hierzu gehören Gedächtnistraining, Gymnastik, Sitztanz, Basteln und vieles mehr. Durch die regelmäßige Teilnahme an den Aktivitäten wird der kognitive Verfall verlangsamt. Auch haben die Aktivierungen einen günstigen Einfluss auf das Allgemeinbefinden. Nebenwirkungen der Krankheit wie Agitiertheit, Depression und Apathie können auf diesem Wege deutlich reduziert werden.

Als neues Leitbild der Arbeit mit demenziell erkrankten Menschen hat sich der sogenannte personzentrierte Ansatz nach *Kitwood* durchgesetzt.[7] Ziel ist es, demenziell erkrankte Menschen zu aktivieren und sie in ihrer Identität und ihrem Personsein zu unterstützen.

Die Zustände in den Heimen früherer Zeiten werden von *Kitwood* aufs Schärfste kritisiert. Die Betreuungseinrichtungen der Vergangenheit waren, *Kitwood*s Einschätzung nach, anonyme Verwahranstalten, in denen die Bewohner:innen systematisch ihrer Würde beraubt wurden. Der Umgang mit demenziell erkrankten Menschen sei inhuman gewesen. Man habe die Betroffenen „ent-personalisiert", sie zu Objekten gemacht.

Dies ist heute zum Glück nicht mehr so. In der Betreuung demenziell erkrankter Menschen sind im Lauf der letzten Jahrzehnte beträchtliche Fortschritte erzielt worden. Inzwischen ist allgemein anerkannt (und auch rechtlich verankert), dass demenziell erkrankte Menschen das Maß an Zuwendung, an Wertschätzung und an Beschäftigung er-

5 Vgl. Baer und Schotte-Lange (2013); Langner (2020); Roes et al. (2019a).
6 Vgl. Eichenseer und Gräßel (2015); ferner: Mötzing (2013) sowie die Angaben unten, in Kapitel 4.
7 Vgl. Kitwood (2019).

halten sollten, das sie brauchen. Nur so kann sichergestellt werden, dass die Betroffenen die letzten Jahre ihres Lebens in einer menschenwürdigen Weise verbringen.

Ein Konzept, dem in diesem Zusammenhang große Bedeutung zukommt, ist das Konzept der Validierung.[8] Ein validierender Stil der Betreuung bedeutet, demenzbetroffene Menschen in ihrem Sosein zu akzeptieren. Verhaltensweisen, die einem Außenstehenden auf den ersten Blick seltsam erscheinen, haben für den demenzbetroffenen Menschen oft doch ihren Sinn und helfen ihm, sich mental im Gleichgewicht zu halten.

„Das Herz wird nicht dement", schreiben die Demenzforscher:innen *Udo Baer* und *Gabi Schotte-Lange*.[9] Durch eine geeignete Betreuung und Aktivierung kann die Lebensqualität der Betroffenen erheblich gesteigert werden. Die Grundlage dafür besteht in der Herstellung positiver, vertrauensvoller Beziehungen. Wie wir sehen werden, spielt hierbei auch der Humor eine wichtige Rolle.

1.2 Der Beruf der Betreuungskräfte nach § 43 b) SGB XI

Um die für die Aktivierung der Bewohner:innen notwendigen Kapazitäten zu schaffen, hat der Gesetzgeber im Jahr 2008 einen neuen Beruf ins Leben gerufen: den Beruf der zusätzlichen Betreuungskräfte nach § 43 b) SGB XI. Heute sind die Betreuungskräfte ein fester Bestandteil der Demenzversorgung. Neben der Durchführung der Aktivierungen übernehmen sie viele weitere Aufgaben, darunter Einzelbetreuungen, Unterstützung bei den Mahlzeiten und Biografiearbeit.

Die Details sind in einer Richtlinie geregelt, die vom bundesweiten Verband der Krankenkassen (dem GKV-Spitzenverband) erarbeitet wurde. In dieser Richtlinie – der sogenannten Betreuungskräfte-Richtlinie – werden Anforderungen an die persönliche Eignung und die

8 Feil und de Klerk-Rubin (1990). Ferner: Messer (2009).
9 Baer und Schotte-Lange (2013).

Qualifikation der Betreuungskräfte definiert. Ferner werden die Aufgaben der Betreuungskräfte beschrieben. Die Betreuungskräfte sollen die Bewohner:innen durch den Tag begleiten und Gruppenaktivitäten durchführen. Zu diesen Aktivitäten zählen unter anderem gemeinsames Kochen, Malen, Basteln, Singen, Gedächtnistraining und einfache Bewegungsübungen.[10]

Diese Aufgaben, die auf den ersten Blick vielleicht nicht allzu schwierig erscheinen mögen, sind bei genauerem Zusehen doch sehr anspruchsvoll. Die Betreuungskräfte führen mit den Bewohner:innen spezielle Aktivierungen durch. Die Aktivierungen müssen auf die Bedürfnisse und die Fähigkeiten der Bewohner:innen abgestimmt sein. Die Betreuungskräfte müssen genau beobachten, was funktioniert und was nicht. Sie müssen die Bewohner:innen zur Teilnahme motivieren, und sie müssen in der Lage sein, gruppendynamische Prozesse zu steuern.[11] Dies alles ist keineswegs trivial.

Demenzerkrankungen betreffen nicht nur das Gedächtnis und die logischen Fähigkeiten. Sie haben auch Auswirkungen auf die Psyche. Wer mit demenziell erkrankten Menschen arbeitet, muss auch mit herausforderndem Verhalten zurechtkommen, mit Aggressivität, mit Agitiertheit, mit Stimmungsschwankungen, mit Formen des enthemmten Verhaltens.

Man spricht in diesem Zusammenhang auch von den *Behavioral and Psychological Symptoms of Dementia* (BPSD).[12] Früher waren diese psychischen Probleme und Verhaltensauffälligkeiten Anlass, den Bewohner:innen große Mengen an Psychopharmaka zu verabreichen. Inzwischen entspricht dies nicht mehr dem Stand der Praxis. Wie man heute weiß, können die genannten Probleme durch eine gute und bedürfnisgerechte Betreuung erheblich gemildert werden. Die regelmäßige Teilnahme an den Aktivierungen wirkt stabilisierend auf die Psyche

10 Vgl. GKV-Spitzenverband (2016).
11 Vgl. Bär (2019). Ferner: Henke (2015) sowie Schmidt und Döbele (2013).
12 Kratz (2017); vgl. die Ausführungen unten, in Kapitel 5.

der Bewohner:innen. Der Einsatz sedierender Medikamente kann entsprechend reduziert werden.

Die Aktivierung der Bewohner:innen, der tägliche Umgang mit problematischem Verhalten, die Notwendigkeit der ständigen Reflexion des eigenen Tuns – dies alles kennzeichnet die Tätigkeit der Betreuungskräfte als Tätigkeit mit vielfältigen *therapeutischen* Anteilen. Was die Ausbildung zur Betreuungskraft betrifft, so ist diese mit drei bis vier Monaten Dauer relativ kurz. Viele Betreuungskräfte haben vorher einen anderen Beruf ausgeübt; eine nicht unbeträchtliche Zahl von ihnen kommt aus dem Pflegeberuf, viele waren früher im Bereich der Erziehung tätig.[13]

Neben Empathie und Einfühlungsvermögen erfordert die Arbeit der Betreuungskräfte Fantasie, Kreativität und Fachwissen. Wie eine erfahrene Betreuungskraft es einmal ausdrückte: „Wir sind keine Musiktherapeuten, keine Ergotherapeuten und keine gerontologischen Fachkräfte, aber unsere Arbeit hat von allen diesen Sachen ein bisschen was."

Ein wichtiges Werkzeug, das die Betreuungskräfte einsetzen, ist Humor. Wir werden noch sehen, was man mit Humor alles bewirken kann. Humor hat viele positive, stressreduzierende und heilsame Wirkungen. Er ist neben Geduld, Empathie und Einfühlungsvermögen eine der wichtigsten Fähigkeiten der Betreuungskräfte. Bisher ist Humor zwar nicht offiziell Teil der Ausbildung zur Betreuungskraft nach § 43 b) SGB XI. Er kann und sollte aber in Zukunft stärker in die Ausbildung integriert werden.[14]

1.3 Humor – ein Phänomen mit vielen Facetten

Mit dem Humor verhält es sich ähnlich wie mit dem Elefanten in der berühmten indischen Geschichte. Fünf blinde Männer wurden gefragt, wie sie einen Elefanten beschreiben würden. Einer befühlte das

13 Vgl. Geerdes und Schwinger (2012), S. 55.
14 Dazu unten, Abschnitt 6.4.

Bein und sagte, der Elefant sei wie eine Säule. Der, der den Schwanz befühlte, sagte, dass der Elefant sich wie ein Seil anfühle. Für den, der den Rüssel befühlte, hatte der Elefant Ähnlichkeit mit einem Ast etc.[15]

Humor lässt sich ganz unterschiedlich bestimmen, je nachdem, wie man sich ihm annähert. Wenn man Humor von seiner geistigen, seiner psychischen Seite her betrachtet, kann man ihn beschreiben als innere Haltung, als Fähigkeit, als Tugend, als Lebenseinstellung. Betrachtet man Humor dagegen von seiner sichtbaren und „äußeren" Seite her, so kann man ihn beschreiben als das Ausführen einer lustigen Handlung oder Geste.

Die Erscheinungsformen von Humor sind vielfältig. Humor äußert sich unter anderem im Erzählen von Witzen, im Singen lustiger Lieder, im Verballhornen von Redensarten sowie in lustigen Neckereien und Hänseleien.[16] Humor kann in sprachlicher Form auftreten, er kann aber auch nonverbal sein. Beispiele für nonverbalen Humor sind humorvolle Gesten, das Zeigen lustiger Bilder, komische Pantomime, lustige Verkleidungen und verschiedene Formen der Clownerie. Nonverbaler Humor eignet sich gut dazu, Brücken zwischen den Mitgliedern verschiedener Kulturen und Lebenswelten zu bauen; da er nicht auf Sprache angewiesen ist, springt das Lachen sehr schnell über.

In der deutschen Umgangssprache wird Humor meist gleichgesetzt mit einer Haltung der heiteren Gelassenheit; einer Haltung, die den Schwierigkeiten des Lebens mit einem Lächeln begegnet. Humor, so betrachtet, entspricht einer „gelassenen Einstellung gegenüber Widersprüchlichem, Unordentlichem und Unfertigem [...]. Humorvolle Menschen sind gutmütige Optimisten mit einer positiven Einstellung zu sich und zum Leben"[17]. Wer Humor hat, der lässt sich von den Schwierigkeiten des Lebens nicht zerrütten. Humorvolle Menschen behalten auch in schweren Zeiten eine heitere und positive Einstellung.

15 Vgl. Berger (2010).
16 Vgl. den Überblick über unterschiedliche Arten von Humor in: Kotthoff (1998).
17 Vgl. Effinger (2009), S. 33.

Für das vorliegende Buch wurde ein relativ breiter Humorbegriff verwendet. Immer, wenn Menschen lachen und scherzen, wenn sie dem Leben eine komische Seite abgewinnen, ist Humor im Spiel. Humor im Sinne der heiteren Gelassenheit ist zwar eine wichtige Spielart von Humor, es handelt sich aber nur um eine Spielart unter mehreren. Humor kann viele Formen annehmen. Humor kann reif, weise, gütig und tolerant sein. Er kann aber auch trotzig sein. Humor kann albern und kindlich sein. Er kann frech, skurril und clownesk sein. Er kann aggressiv, sarkastisch, ironisch und bissig sein. Darüber hinaus gibt es auch schwarzen, grimmigen und makaberen Humor.[18]

Eine Unterscheidung, der man in der Diskussion über Humor oft begegnet, ist die zwischen „positivem" und „negativem" Humor. Positiver Humor ist freundlich. Er verbindet Menschen. Er lädt dazu ein, miteinander zu lachen, sich gemeinsam an der Komik einer Sache zu erfreuen. Negativer Humor ist demgegenüber feindselig und abwertend. Man lacht nicht *mit* jemandem, sondern man lacht *über* jemanden. Hier sind wir im Bereich des Auslachens, des Verspottens, des aggressiven Humors.[19]

Alle genannten Arten von Humor spielen auch in der Demenzbetreuung eine Rolle. Menschen mit Demenz sind in der Regel sehr aufgeschlossen für Clownerie, für positiven und kindlichen Humor. Der Humor demenziell veränderter Menschen ist aber nicht immer „lieb". Demenzbetroffene Menschen machen durchaus ab und zu Bemerkungen, die sarkastisch und potenziell verletzend sind. Wir werden noch sehen, was es mit den genannten Formen von Humor im Einzelnen auf sich hat.

Ein Aspekt, der allen Formen von Humor gemeinsam ist, ist das Element des Spielerischen. Humorvoll zu sein bedeutet, zu spielen – etwa mit komischen Kontrasten, mit lustigen Doppeldeutigkeiten, mit allerlei albernem Spielmaterial. Der Wunsch, mit anderen zu lachen

18 Vgl. als Überblick zu verschiedenen Humordefinitionen und -theorien: Hirsch (2019a), S. 42–56; ferner: Kindt (2017) sowie Morreall (1983).

19 Statt vieler: Wüst (2016), S. 30 ff.

und zu spielen, ist tief in der Bedürfnisstruktur des Menschen verankert.[20]

Im Spiel treten wir aus unserer Rolle als Erwachsene heraus. „Rettet das Spiel", schreiben *Gerald Hüther* und *Christoph Quarch*.[21] Die Anforderungen an Vernunft und Vernünftigkeit sind beim Spielen gelockert. Spielerische Situationen haben etwas Leichtes. Das Spiel eröffnet Freiräume für Lebendigkeit. Es macht die Welt erträglicher und entschädigt uns für so manche Mühsal.

1.4 Was ist therapeutischer Humor?

Humor ist nicht nur ein heiterer Zeitvertreib. Humor kann genutzt werden, um wichtige praktische Ziele zu erreichen. Die heilsamen, die stressreduzierenden und erholsamen Potenziale von Humor lassen sich therapeutisch nutzen.

Als Vordenker dieser Idee gilt der Wiener Arzt und Psychiater *Viktor Frankl* (1905–1997). *Frankl* gab seinen Patient:innen den Rat, den Symptomen ihrer Krankheit „ins Gesicht zu lachen"[22]. Therapeutisch Tätige sollten ihre Patient:innen dabei unterstützen, ihre Krankheit aus einem humorvollen Blickwinkel zu betrachten. Die Therapeut:innen sollten nicht zu sehr auf Seriosität bedacht sein. Vielmehr sollten sie einen gewissen „Mut zur Lächerlichkeit" kultivieren.[23] Humor sei die Fähigkeit, so *Frankl*, sich *über* sich und die eigene Situation zu stellen. Er sei ein wichtiges Element im Heilungsprozess.

Weitere wichtige Vertreter der Idee des therapeutischen Humors sind der Clownsdoktor *Patch Adams*, der Journalist *Norman Cousins* sowie – im deutschen Sprachraum – der Psychotherapeut *Michael Titze* und der deutsche „Humor-Papst" *Rolf-Dieter Hirsch*.[24] Sie alle vertre-

20 Vgl. das berühmte Buch von Huizinga und Flitner (2009).
21 Hüther und Quarch (2023).
22 Frankl (1959), S. 725.
23 Ebd.
24 Cousins (2008); Hirsch (2019a); Titze (1995).

ten die Position, dass Humor eine wichtige psychische Ressource darstellt, die es therapeutisch zu nutzen gilt.

Einer allgemein akzeptierten Definition zufolge umfasst therapeutischer Humor „alle Maßnahmen, durch die die Patient:innen dazu gebracht werden, eine spielerische Haltung einzunehmen. Die betreffende Person wird dazu angeregt, die Absurdität alltäglicher Situationen wahrzunehmen, diese Komik zu genießen und eigene Formen zu entwickeln, Komik auszudrücken. Hierdurch sollen ihre Gesundheit und ihr Wohlbefinden gefördert werden“[25].

Anfangs hatten humororientierte Ansätze es schwer, in den Institutionen des Gesundheitssystems Fuß zu fassen. Die Befürchtung war, dass Humor von den Patient:innen als respektlos empfunden werden könnte. Hinzu kamen Befürchtungen, dass der Humor die Beschäftigten von ihren therapeutischen, diagnostischen und pflegerischen Aufgaben ablenken könne.

Heute sind diese Bedenken weitgehend entkräftet. Die positiven Wirkungen humorvoller Interventionen sind inzwischen durch viele wissenschaftliche Studien belegt worden.[26]

In der Praxis kann therapeutischer Humor vielfältige Formen annehmen. Am bekanntesten, weil am sichtbarsten, ist therapeutischer Humor in Form von Clownsvisiten. In vielen Kliniken gehören die Clowns heute fest zum Organisationsalltag. Aber auch die Mitglieder des regulären Personals in den Einrichtungen – die Ärztinnen und Ärzte, das Pflegepersonal, die Betreuungskräfte –, sie alle praktizieren Humor. Für die Pflegewissenschaftlerin *Iren Bischofberger* hat der Humor daher den Stellenwert eines neuen und innovativen Pflegekonzepts. Humor ist eine Technik, die im Werkzeugkasten pflegerischer und betreuerischer Kompetenzen auf keinen Fall fehlen darf.[27]

„Helper's little helper“, so lautet der vielsagende Titel einer Veröffentlichung zum Thema.[28] Humor ist ein wichtiger Bündnispartner

25 AATH (2000), Übersetzung M. H.
26 Vgl. den Überblick in: Martin (2007).
27 Vgl. Bischofberger (2008).
28 Herzhoff (2012).

aller, die in den helfenden Berufen tätig sind, sei es im Krankenhaus, in der Psychiatrie oder im Altenheim.

Auch in der Betreuung demenziell erkrankter Menschen spielt Humor eine wichtige Rolle. Humor erfüllt unter anderem die folgenden Funktionen:

- *Humor als Motivationsquelle.* Die Betreuungskräfte erzeugen eine lustige Atmosphäre. In diesem heiteren Klima bekommen die Bewohner:innen Lust, an den Aktivierungen teilzunehmen. Humor dient also als Eisbrecher, so könnte man sagen. Manche Bewohner:innen haben Angst, dass die Gruppenaktivitäten zu schwierig oder zu anstrengend sein könnten. Indem die Aktivierungen unter ein humorvolles, ein spielerisches Vorzeichen gestellt werden, können diese Hemmungen überwunden werden.

- *Humor als heiterer Kreativitätsförderer.* „Heiterkeit ist der Himmel, unter dem alles gedeiht", hatte der Philosoph *Jean Paul* einst gesagt.[29] Humor wirkt sich positiv auf die kognitive Leistungsfähigkeit aus. Eine heitere Stimmung steigert die Kreativität. Wenn man heiter ist, kann man sich besser konzentrieren.[30] Die Betreuungskräfte nutzen dies als positiven Faktor bei den Aktivierungen. Sie inszenieren heitere Dialoge und lustige Spiele. In dieser Atmosphäre erbringen die Teilnehmenden Leistungen, zu denen sie andernfalls nicht ohne Weiteres in der Lage wären.

- *Humor als Puffer gegen Scham.* Humor gibt der demenztherapeutischen Arbeit etwas Leichtes, etwas Verspieltes. Der Entstehung einer angespannten Atmosphäre kann dadurch entgegengewirkt werden. Humor, geschickt eingesetzt, ist ein Mittel, um peinliche Situationen zu vermeiden.[31] Menschen mit Demenz leiden oft unter der Angst,

29 Richter (2012), S. 88.
30 Ziv (1980). Vgl. auch Bischofberger (2008, S. 47), die den Humor als „Frischzellenkur fürs Hirn" bezeichnet.
31 Zu Humor als Puffer gegen Scham vgl. auch Robinson (1999), S. 45 ff.

sich zu blamieren. Durch Humor kann dieser Angst vorgebeugt werden. In dem spielerischen Ambiente, das die Betreuungskräfte erzeugen, gibt es kein „Falsch“ oder „Richtig“. Alles wird mit Toleranz und Milde betrachtet.

- *Humor als heiterer Konfliktregulierer.* Erfahrene Demenzbegleiter:innen beherrschen die Kunst, durch den Einsatz von Humor schwierige Situationen spielerisch aufzulösen. Vernünftige Argumente und energisches Argumentieren führen in Konfliktsituationen oft nicht weiter. Viel wirksamer ist es oft, wenn man etwas Witziges sagt oder tut. Der Einsatz von Humor kann dazu führen, dass die Situation sich „dreht“, dass ein heiterer Perspektivwechsel gelingt. Humor wird so zum Helfer in der Not, zum Friedensstifter.[32]

- *Humor als Ventil.* Dass Humor auch aggressive Formen annehmen kann, hatten wir oben schon gesagt. Humor kann dazu dienen, Spannungen abzubauen. Er kann ein Mittel sein, um sich gegen andere zur Wehr zu setzen. Humor erweist sich hierbei als „Waffe lebendiger Selbstbehauptung“[33]. Für Menschen mit Demenz ist Humor oft ein wichtiges Ventil, um Ärger, Wut, Frust und Aggressionen abzureagieren. Erfahrene Betreuungskräfte wissen dies. Sie nehmen sarkastische Bemerkungen und verletzenden Humor der Bewohner:innen nicht persönlich.

So weit ein Überblick über einige wichtige Funktionen von Humor in der demenztherapeutischen Arbeit.[34] Wie man sieht, ist Humor von großer Praxisrelevanz. Wie das therapeutische Potenzial von Humor konkret genutzt werden kann und worauf dabei geachtet werden muss, ist das Thema der im vorliegenden Buch zusammengestellten Tipps und Praxisbeispiele.

32 Zu diesem Aspekt vgl. Hirsch (2019a), S. 88; ferner: Janssens (2010).
33 Titze (1995), S. 180.
34 Zu den genannten Humorfunktionen vgl.: Herberg (2021b).

1.5 Der veränderte Humor demenzbetroffener Menschen

Bis vor Kurzem war noch schwer vorstellbar, dass Menschen mit Demenz Humor haben könnten. Demenz wurde mit Verfall, mit geistigem Abbau, mit Depression, Passivität und Hoffnungslosigkeit in Verbindung gebracht. Auch die Weise, in der Menschen mit Demenz behandelt wurden, war nicht gerade so, dass sie dem Humor zuträglich gewesen wäre. Die Betroffenen wurden sediert, sie wurden wie Objekte behandelt, sie wurden „ent-personalisiert" *(Kitwood)*. Inzwischen hat sich in dieser Hinsicht zum Glück viel geändert. Die Demenzbetreuung ist insgesamt viel humaner geworden. Dies beinhaltet, dass nun auch dem Humor eine größere Rolle zukommt als früher.[35]

Interventionen auf der Grundlage von Humor erfordern viel Umsicht. Menschen mit Demenz sind meist nicht mehr in der Lage, komplizierte Wortspiele zu verstehen. Kopflastige und intellektuelle Arten von Humor kommen nicht gut an. Auch das Spiel mit Doppeldeutigkeiten bereitet den Betroffenen mit Fortschreiten der Krankheit zunehmend Probleme. Dies alles gilt es in der demenztherapeutischen Arbeit zu berücksichtigen. Die Betreuenden müssen den eingesetzten Humor auf die Betroffenen abstimmen.

Formen von Humor, die in der Regel gut ankommen, sind: harmlose kleine Neckereien; lustige Geräusche; Clownerie und Slapstick; lustige Gesten und komische Pantomime; die Verballhornung bekannter Lieder und Schlager sowie alle Arten von Komik, die anschaulich und sinnlich erfahrbar sind.[36]

Erfahrene Betreuungskräfte orientieren sich an den Humorvorlieben der Bewohner:innen. Hierbei nehmen sie Rücksicht auf die Humorgrenzen der Leute. Um dies an einem Beispiel zu verdeutlichen: Eine Form von Humor, die Menschen mit Demenz oft viel Spaß bereitet, ist die Verballhornung bekannter Gedichte und Lieder. In einzelnen Fällen kann dies aber von den Bewohner:innen – etwa bei Weih-

35 Vgl. Hirsch (2019b).
36 Vgl. Baumgartner und Renner (2019) sowie: Herberg (2021a).

nachtsliedern – als Sakrileg empfunden werden. Es ist also stets dafür Sorge zu tragen, dass niemandes Gefühle verletzt werden.[37]

Ganz allgemein gilt, dass der Einsatz von Humor in einer positiven und achtsamen Weise erfolgen sollte. Demenzbetroffene Menschen verwechseln vieles. Es unterlaufen ihnen Missgeschicke. Nur allzu oft kommt es zu Situationen, die von einer gewissen unfreiwilligen Komik geprägt sind.[38] Wie wir noch sehen werden, ist es höchst unprofessionell, über auftretende Fehlleistungen der Bewohner:innen zu lachen. Menschen mit Demenz sind vulnerabel. Sie spüren es – und leiden darunter –, wenn über sie gelacht wird.

Zum Teil bringt die Krankheit es mit sich, dass der Humor unangepasste Formen annimmt. Aggressivität und Enthemmtheit sind Begleiterscheinungen der Krankheit, die sich auch auf der Ebene des Humors bemerkbar machen. So ist es keine Seltenheit, dass den Betreuungskräften die Zunge herausgestreckt wird, oder dass ihnen gesagt wird: „Du hast einen fetten Hintern." Teilweise entwickeln Menschen mit Demenz auch eine Vorliebe für Kraftausdrücke, Fäkalsprache und andere eher derbe Formen von Humor.[39]

Erfahrene Betreuungskräfte wissen, wie sie damit umgehen können. Sie nehmen schwierigen Situationen die Schärfe, indem sie die Ereignisse in ein lustiges Spiel einbetten. Auf potenziell verletzende Bemerkungen reagieren sie in einer Weise, die versöhnlich ist und entwaffnend.[40] Es ist klar, dass dies viel Geistesgegenwart und Einfühlungsvermögen erfordert. Auch hier zeigt sich, wie anspruchsvoll die Arbeit der Betreuungskräfte ist, sowohl in therapeutischer wie auch in menschlicher Hinsicht.

Dies alles wird in den folgenden Kapiteln noch ausführlich erörtert werden. Grundsätzlich kann man sagen: Der Einsatz von Humor im Rahmen ihrer demenztherapeutischen Arbeit stellt die Betreuungskräfte vor große Herausforderungen. Erfahrene Betreuungskräfte

37 Dazu unten, Abschnitt 2.6.
38 Vgl. die Beispiele in: Bisaz (2008) und Wojnar (2007).
39 Vgl. Clark et al. (2016) sowie die Darstellung in: Tietjen (2016).
40 Vgl. unten, Kapitel 5.

bewältigen diese Herausforderungen mit viel Geschick. Es ist wohl keine Übertreibung, die Praxis der humorvollen Demenzbetreuung als Kunst zu bezeichnen; als eine Kunst, die zwar schwierig, prinzipiell aber doch erlernbar ist.

1.6 Über dieses Buch

Das vorliegende Buch soll motivieren. Es werden die Einsatzmöglichkeiten von Humor aufgezeigt, es soll aber auch auf mögliche Gefahren und Fehler aufmerksam gemacht werden. Es werden Empfehlungen gegeben, wie Humor in einer demenzgerechten Weise eingesetzt werden kann. Adressat:innen sind Betreuungskräfte, Lehrkräfte, Pflegekräfte und Demenzforscher:innen. Das Buch basiert auf vorhandenen wissenschaftlichen Erkenntnissen zum Thema, gleichzeitig nimmt es aber konsequent die Erfahrungen der Praxis zum Ausgangspunkt.

Erfahrene Betreuungskräfte verwenden bei ihrer Arbeit fast ständig Humor. Sie tun dies meist eher intuitiv, aus dem „Bauch" heraus. Hiergegen ist zwar einerseits nichts einzuwenden (intuitives Wissen spielt auch in anderen Berufen eine wichtige Rolle). Andererseits gibt es aber doch das Bedürfnis, die Dinge zu benennen, sie zu reflektieren, sich über das eigene Tun mit anderen auszutauschen. Ein wichtiges Anliegen des vorliegenden Buchs ist es, das praktische Wissen der Betreuungskräfte rund um den Humor in Worte zu fassen.[41]

Als wichtige Quelle von Erkenntnissen diente hierbei das in Kooperation mit der Universität *Witten-Herdecke*, Fakultät für Gesundheit, durchgeführte Forschungsprojekt „Humor in der Betreuung von Menschen mit Demenz".[42]

41 Zur Bedeutung von intuitivem und unausgesprochenem Wissen in den Pflegeberufen vgl. van der Kooij (2010). Auch van der Kooij betont die Notwendigkeit, diese intuitiven Wissensbestände in Worte zu fassen und sie der Reflexion zugänglich zu machen.

42 Zu diesem Forschungsprojekt vgl. die Angaben in: Herberg (2021d) und Herberg (2021e).

Die Forschung basierte auf Interviews mit 20 erfahrenen Praktiker:innen aus der ganzen Bundesrepublik sowie auf einer teilnehmenden Beobachtung in einer großen norddeutschen Pflegeeinrichtung, dem Haus „Erlenhof". Im Rahmen dieser Untersuchung wurden zahlreiche Situationen des demenztherapeutischen Humoreinsatzes protokolliert und ausgewertet.[43]

Beides – die Erkenntnisse aus der wissenschaftlichen Literatur sowie die eigenen Forschungsergebnisse – sind die Grundlage der folgenden Ausführungen. Da der Verfasser auch selbst als Betreuungskraft gemäß § 43 b) SGB XI arbeitet, verfügt er über eigene praktische Erfahrungen. Auch diese sind mit eingeflossen. Die meisten der Humorstrategien, die auf den folgenden Seiten dargestellt werden, hat der Verfasser im Rahmen seiner Tätigkeit als Betreuer selbst ausprobiert; und auch viele der Fehler, vor denen gewarnt wird, sind ihm (leider) in seiner Anfangszeit selbst unterlaufen.

Im Anhang finden sich zwei Texte, die – so die Hoffnung – zusätzlichen Nutzen haben. Der erste dieser Texte ist ein Entwurf für einen „Humor-Standard" für die demenztherapeutische Arbeit (Anhang 1). Der Verfasser hat ihn gemeinsam mit den Teilnehmer:innen eines seiner Humorkurse entwickelt. Der andere Text ist ein Konzept für ein achtstufiges Humortraining für in der Demenzbetreuung Tätige (Anhang 2).

Anderen Personen gute Ratschläge geben zu wollen ist natürlich nie ganz unproblematisch. Nützlich können Ratschläge nur sein, wenn sie eng auf die Bedürfnisse der Praxis bezogen sind. Hierauf wurde im vorliegenden Buch großer Wert gelegt. Alle Handlungsempfehlungen wurden mit Praxisbeispielen untermauert. Bei den erörterten Situationen handelt es sich um typische, regelmäßig auftretende Situationen,

43 Bei dem Namen der Einrichtung, „Haus Erlenhof", handelt es sich um einen Fantasienamen. Auch die im Folgenden verwendeten Namen der Betreuenden und Bewohner:innen sind Pseudonyme. Selbstverständlich wurden alle Akteurinnen und Akteure in der untersuchten Einrichtung um ihre schriftliche Einwilligung gebeten. Die Ethikkommission der Deutschen Gesellschaft für Pflegewissenschaften gab der Forschung ihre Zustimmung (Antragsnummer 20-026).

die wohl den meisten Praktiker:innen aus eigener Erfahrung bekannt sein dürften.

Das Buch ist in die folgenden Kapitel untergliedert:

Den Anfang bilden einige allgemeine Prinzipien. Sie beziehen sich auf Aspekte, die es beim Humoreinsatz in der Demenzbetreuung generell zu beachten gilt (Kapitel 2). Es folgen Tipps, wie man es besser nicht machen sollte (unter dem Titel „Witze, die wehtun"; Kapitel 3).

Weiter geht es mit einem Kapitel über humorvolle Aktivierungen (Kapitel 4). Anhand der vier Bereiche kognitives Training, Musizieren, Gymnastik und Basteln wird gezeigt, wie man die Beschäftigungsangebote lustig und vergnüglich gestalten kann. Daran anschließend wird erörtert, wie sich schwierige Situationen humorvoll auflösen lassen (Kapitel 5). Es folgt ein Kapitel mit Tipps zur Gestaltung humorfreundlicher Organisationsstrukturen und Abläufe (Kapitel 6).

Im Schlussteil (Kapitel 7) werden die einzelnen Aspekte zusammengefasst. Humor ist aus der Betreuung demenziell erkrankter Menschen nicht mehr wegzudenken. Die große Bedeutung, die dem Humor und anderen positiven Emotionen heute beigemessen wird, markiert den Übergang von der alten, „pathologisierenden" Sichtweise hin zu einem modernen, ressourcenorientierten Betreuungsansatz.

Es ist klar, dass es in Fragen des Humors nicht das eine, allgemeingültige Modell oder Patentrezept geben kann. Letztlich muss jede:r selbst beurteilen, welche der hier zusammengestellten Empfehlungen einleuchtend erscheinen. Alle Betreuenden sollten, was den Humor betrifft, ihre eigenen Erfahrungen machen. Genau darin besteht bereits – wie wir sogleich sehen werden – der erste der hier zusammengestellten Tipps: Seien Sie authentisch, finden Sie Ihren eigenen, persönlichen Humorstil! Das vorliegende Buch soll Sie dabei begleiten.

2 Grundsätzliches zum Humoreinsatz in der Demenzbegleitung

Beginnen wir mit einigen allgemeinen Prinzipien. Die Arbeit mit demenziell erkrankten Menschen ist Beziehungsarbeit.[44] Unter diesem Vorzeichen stehen auch die folgenden Ausführungen zum Humor. Alles, was professionelle Demenzbegleiter:innen tun, dient dem Ziel, positive Beziehungen zu den Bewohner:innen aufzubauen, ihr Wohlbefinden zu steigern, vorhandene Ressourcen zu mobilisieren und ihnen Momente des Glücklichseins und der Selbstkompetenz zu ermöglichen.

„Die kürzeste Entfernung zwischen zwei Menschen ist ein Lächeln“, sagte der Musik-Clown *Victor Borges*. Humor – ob im normalen Alltag oder in der Betreuung demenziell erkrankter Menschen – ist ein wichtiges Mittel der Beziehungsgestaltung. Geschickt eingesetzt, erzeugt Humor positive, von Sympathie und gegenseitigem Vertrauen geprägte Interaktionen. Gemeinsam zu lachen und zu scherzen bedeutet, den demenzbetroffenen Menschen als Person anzuerkennen; als gleichwertige:n und kompetente:n Interaktionspartner:in; als jemand, mit der oder dem man gerne Zeit verbringt.

Menschen mit Demenz sind „anders“. Sie vergessen vieles. Sie sind desorientiert. So manches, was sie sagen oder tun, erscheint seltsam. In der Atmosphäre, die erfahrene Betreuungskräfte erzeugen, fällt dies aber nicht weiter ins Gewicht. Die Teilnehmenden fühlen sich akzeptiert. Sie fühlen sich normal und kompetent, sie fühlen sich als Teil der Gemeinschaft.

„Finding common ground“ (eine gemeinsame Grundlage finden) – so lautet der Titel einer Veröffentlichung, in der zwei Ergotherapeu-

44 Vgl. Langner (2020); ferner: Roes et al. (2019b).

tinnen die Grundsätze ihrer Arbeit beschreiben.[45] Das Motto lässt sich auch auf die demenztherapeutische Arbeit übertragen. Es geht darum, Brücken zu bauen. Ziel ist es, Situationen zu schaffen, in denen die Beteiligten das Gefühl haben, auf der gleichen „Wellenlänge" zu schwingen. Spielerische Interaktionen und Humor sind für die Erzeugung solcher Situationen von herausragender Bedeutung.

Was heißt dies nun konkret? Die folgenden Tipps sind ein erster Schritt, die eben genannten Ziele in die Tat umzusetzen.

2.1 Der eingesetzte Humor sollte authentisch sein

Menschen mit Demenz sind empfänglich für alles Zwischenmenschliche. Die logischen und analytischen Fähigkeiten, die „Ratio", werden durch die Krankheit stark in Mitleidenschaft gezogen. Die emotionalen Kompetenzen bleiben demgegenüber lange Zeit erhalten.[46] Stimmungen springen schnell über. Auch ein Lächeln springt schnell über. Dies macht den Einsatz von Humor für die Betreuung demenziell erkrankter Menschen so wertvoll. Er hilft, eine positive Atmosphäre zu schaffen.

Damit dies gelingt, muss der eingesetzte Humor echt sein. Authentizität, Echtheit, ist ein Prinzip, das in der Betreuung demenziell erkrankter Menschen ganz generell von großer Bedeutung ist.[47] Menschen mit Demenz spüren in der Regel ganz genau, mit welcher Einstellung man sich ihnen nähert.[48] Ist die Betreuungskraft wirklich bereit, sich auf sie einzulassen? Hat sie Zeit? Ist sie mit dem Herzen bei der Sache, freut sie sich auf die bevorstehende gemeinsame Aktivität? Menschen mit Demenz erfassen dies alles meist sehr schnell und intuitiv.

45 Rosa und Hasselkus (2005).
46 Vgl. Baer und Schotte-Lange (2013).
47 Vgl. Roes et al. (2019a), S. 56.
48 Vgl. Schmidt und Döbele (2013), S. 31. Ferner: Feil und de Klerk-Rubin (1990), S. 52.

Das Prinzip der Authentizität gilt auch im Bereich des Humors. Der eingesetzte Humor sollte echt sein. Auf keinen Fall sollte man Formen von Komik einsetzen, die bloß „aufgesetzt" sind, mit denen man sich selbst nicht wirklich identifizieren kann. Menschen mit Demenz lesen „zwischen den Zeilen". Sie merken es, wenn man ihnen etwas vormacht, wenn ein Lächeln gekünstelt ist.[49] Aus diesem Grunde ist es wichtig, dass die Betreuenden ihren eigenen, persönlichen Humorstil finden.

Der persönliche Humorstil eines Menschen hat zu tun mit seiner Biografie, seinem Temperament, seiner Herkunft. Bei einer introvertierten Person äußert sich der Humor anders als bei einer extrovertierten Person. Jemand aus dem Rheinland hat einen anderen Humor als ein Norddeutscher. Und ein reifer Mensch hat in der Regel einen von Güte und Menschlichkeit geprägten Humor, während ein junger Mensch vielleicht mehr zu einem frechen, albernen und experimentierfreudigen Humor neigt.[50]

Wie das folgende Beispiel zeigt, können die Mitglieder eines Teams recht unterschiedliche Arten von Humor haben (die im folgenden verwendeten Namen, auch der Name der Einrichtung, sind Pseudonyme)

Im Haus Erlenhof arbeiten vier Betreuungskräfte: Erika, Hans, Inka und Monika. Sie alle haben ihren eigenen, unverwechselbaren Humor. Hans ist der Clown des Teams. Er macht viele Faxen. Monika dagegen ist eher ruhig. Ihr Humor steckt in ihrem Lächeln, in ihrer gütigen, heiteren und geduldigen Art.
Auch Erika und Inka sind humorvoll. Inka arbeitet viel mit lustigen Puppen. Sie hat es auf diesem Gebiet zu großer Könnerschaft gebracht. Hans sagt über Monika: „Monika ist super. Sie muss gar nicht viel machen. Sie hat eben diese besondere Ausstrahlung. In ihren Gruppen herrscht immer Heiterkeit. Bei ihr kommt das von innen". – Und Mo-

49 Vgl. Wojnar (2014), S. 13.
50 Zum Thema des Humorstils einer Person vgl. Falkenberg et al. (2013), S. 32 ff.; ferner: Wüst (2016), S. 55–74.

> *nika, nach Hans gefragt, antwortet: „Was soll ich sagen* (lacht). *Hans ist eben Hans."*

Wie hier deutlich wird, haben die Mitglieder des Betreuungsteams im Haus *Erlenhof* alle ihren je eigenen, individuellen Humorstil. Dennoch ist es so, dass sie einander respektieren, voneinander lernen und Erfahrungen austauschen.

Grundsätzlich können bei der Betreuung demenziell erkrankter Menschen viele, ganz unterschiedliche Arten von Humor zum Einsatz kommen. Manche Formen von Humor funktionieren gar nicht (wir werden noch sehen, welche dies sind). Davon abgesehen gibt es große Gestaltungsspielräume. Ein eher sanfter und stiller Humor wie der von Monika kann ebenso zum Erfolg führen wie ein eher frecher und alberner Humor wie der von Hans. Wichtig ist aber, dass der Humor von einem echten Gefühl der Freude begleitet ist, und dass dies bei den Bewohner:innen auch so ankommt.

Einzelne Betreuungskräfte bringen in ihre Arbeit zusätzliche Fähigkeiten ein – so wie Betreuungskraft Inka (s. o.), die über spezielle Künste als Puppenspielerin verfügt. Puppen haben enormes Komikpotenzial. Mit ihnen lassen sich im Handumdrehen heitere Interaktionen herbeiführen. Weiter unten werden wir noch genauer darauf eingehen, was man mit lustigen Puppen alles bewirken kann.[51]

Nun ist es so, dass der Einsatz lustiger Puppen alles andere als einfach ist. Es handelt sich um eine komische Kunst, die viel Übung erfordert. Nicht alle Betreuungskräfte haben das dafür nötige Training und/oder Talent. Die Betreuungskräfte im Hause *Erlenhof* sagten oft Dinge wie: „Wir bewundern Inka mit ihren Puppen. Wir würden es auch gern können. Wenn man keine Erfahrung damit hat, lässt man es aber besser. Nichts ist für die Bewohner:innen schlimmer als eine unausgereifte und peinliche Darbietung."

Diese Einstellung ist sehr zu begrüßen. Sie zeugt von Bescheidenheit, von einer realistischen Selbsteinschätzung.

51 Vgl. unten, Abschnitt 4.1.4.

Erfahrene Betreuungskräfte, so das Fazit, haben ihren eigenen Humorstil. Ein wichtiger Erfolgsfaktor besteht darin, dass der eingesetzte Humor authentisch ist. Erfahrene Betreuungskräfte kultivieren ihren eigenen, persönlichen Humor. Sie wissen, was zu ihnen passt, sie folgen ihrem eigenen Geschmack und Gespür, sie kennen aber auch ihre Grenzen.

2.2 Setzen Sie leicht verständlichen Humor ein!

Auf den veränderten Humor demenziell erkrankter Menschen sind wir anfangs schon eingegangen. Menschen mit Demenz haben nicht mehr die sprachlichen und kognitiven Kompetenzen, über die ein gesunder Mensch verfügt. Ihre Verstehensmöglichkeiten – auch in Sachen Humor – sind begrenzt.[52] Aus diesem Grunde sollten die Humorstimuli, die eingesetzt werden, möglichst einfach und leicht nachvollziehbar sein.

An einer Klinik in London wurde vor einigen Jahren im Rahmen einer Laboruntersuchung versucht, die Humorfähigkeiten demenziell erkrankter Menschen wissenschaftlich zu messen. Den Versuchspersonen wurden Cartoons vorgelegt. Sie sollten sagen, ob sie die Cartoons lustig fänden, und falls ja, warum. Ergebnis: Die Cartoons wurden gar nicht verstanden. Der Humor war den Teilnehmenden zu abstrakt. Die Forscher:innen deuteten dies so, dass der Humor der Leute „verkümmert" sei, dass der Humor durch die Krankheit zerstört werde.[53]

Im vorliegenden Buch wird eine andere Meinung vertreten. Menschen mit Demenz sind sehr wohl humorvoll. Ihr Humor entfaltet sich aber nicht in der anonymen Atmosphäre eines Forschungslabors. Demenziell erkrankte Menschen sind humorvoll, wenn sie mit Personen zusammen sind, die sie kennen und mögen.[54] Sie sind humorvoll, wenn

52 Vgl. oben, Abschnitt 1.5.
53 Clark et al. (2016).
54 Dies betont auch: Moos (2011).

der eingesetzte Humor einen Bezug zu ihnen selbst und zur Situation hat. Das folgende Beispiel illustriert dies:

Frühstück im Haus Erlenhof. Zehn Bewohner:innen sitzen um den Tisch. Hans serviert das Frühstück. Mit einer der Bewohnerinnen – nennen wir sie Frau Kahn – liefert Hans sich kleine Frotzeleien. Frau Kahn macht sich darüber lustig, dass Hans so schwer arbeiten muss. Sie sagt: „Oh, der Schweiß läuft ihm herunter!" Hans' Reaktion besteht darin, dass er Frau Kahn sanft in die Schulter boxt. Frau Kahn kichert. Eine der Frauen verstaut ihr Frühstücksei in der Handtasche. Jemand bemerkt dies und macht sich darüber lustig, dass später vielleicht Küken ausschlüpfen. Eine andere Teilnehmerin schnipst ihren Eierbecher über die Tischplatte. Nach und nach beteiligen sich mehrere der Anwesenden an diesem Spiel und benutzen ihre Eierbecher als kleine Geschosse, die sie hin- und herschnipsen. Alle haben viel Spaß.

Das Beispiel vermittelt einen ersten Eindruck davon, was es bedeutet, mit demenziell erkrankten Menschen zu lachen und zu scherzen. Der Humor ist relativ einfach, teilweise geht er ins Alberne. Als Betreuungskraft tut man gut daran, die Humorschwelle niedrig zu halten und keine zu komplizierten Arten von Humor einzusetzen. Dies heißt nicht, dass der Humor primitiv oder dümmlich sein muss. Wir werden noch viele Beispiele kennenlernen, die zeigen, was trotz der Krankheit alles möglich ist.

Um den Humor in einer demenzgerechten und leicht verständlichen Weise zu präsentieren, ist auf folgende Aspekte zu achten:

- Damit die Bewohner:innen sich nicht überfordert fühlen, sollte man – etwa beim Vorlesen einer amüsanten Geschichte – ein langsames Tempo wählen. Wichtig sind kurze, klare Sätze.[55]

55 Vgl. Schmidt und Döbele (2013), S. 28.

- Witze, die Vorwissen erfordern (zum Beispiel, weil sie einen Bezug zu aktuellen politischen Ereignissen haben), sind für die Betreuung demenziell veränderter Menschen weniger geeignet. In der Regel werden sie gar nicht verstanden, da den Bewohner:innen der nötige Wissenshintergrund fehlt.

- Erfahrene Betreuungskräfte vermeiden „trockenen" Humor, bei dem man etwas lustig meint, es aber mit ernster Miene präsentiert. Für demenziell erkrankte Menschen ist diese Art von Humor oft verwirrend. Sie benötigen Eindeutigkeit, auch im Bereich des Humors.[56]

- Wichtig ist, deutliche Humorsignale zu geben. Eine Technik, die im normalen Alltag eher verpönt ist, die auf einer Demenzstation aber guten Sinn macht, ist das „Anlachen" der eigenen Witze. Dadurch, dass die Betreuungskräfte selbst lachen, wird die Situation erkennbar unter ein lustiges Vorzeichen gestellt.[57]

- Ferner ist darauf zu achten, dass der Humor anschaulich ist. Erreicht wird dies durch den Einsatz lustiger Bilder, durch lustige Requisiten sowie durch körpersprachliche, gestische und mimische Humorsignale. Auf diese Weise wird Humor sichtbar und sinnlich erfahrbar.

Menschen mit Demenz haben, so lässt sich festhalten, mehr Humor, als manche medizinwissenschaftliche Studien vermuten lassen. Menschen mit Demenz lachen und scherzen trotz ihrer Einschränkungen. Bei vielen von ihnen ist der Humor immer noch vorhanden, obwohl die kognitiven Fähigkeiten durch die Krankheit bereits stark in Mitleidenschaft gezogen sind. Der Humor unterliegt zwar Veränderungen. Im Prinzip sind die Betroffenen für Humor aber sehr empfänglich.

Erfahrene Betreuungskräfte präsentieren Humor so, dass er leicht zu verstehen sowie anschaulich und unmittelbar einleuchtend ist. Die

56 Vgl. Sachweh (2008), S. 45 ff.
57 Vgl. Herberg (2021c), S. 24.

Demenzforscherin *S. Sachweh* vergleicht die Herangehensweise der Betreuungskräfte bei der Kommunikation mit demenzbetroffenen Menschen mit der eines Tennislehrers, der die Bälle so spielt, dass die oder der Spielpartner:in sie gut erreichen kann.[58] Dasselbe Prinzip gilt auch für den Humor. Auch hier kommt es darauf an, die Bälle „flach" zu halten und die Bewohner:innen nicht zu überfordern.

2.3 Wiederholungen sind willkommen!

Engagierte Betreuungskräfte sind stets auf der Suche nach neuen Ideen für die Aktivierungen. Sie recherchieren im Internet, tauschen sich mit Kolleg:innen aus, konsultieren Fachbücher. Gleichzeitig bildet sich im Lauf der Jahre ein Bestand an Ideen heraus, von denen die Betreuungskräfte wissen, dass sie gut funktionieren. Diese Ideen sind gewissermaßen das „Repertoire", über das erfahrene Betreuungskräfte verfügen. Auf sie wird immer wieder zurückgegriffen.

Dies gilt auch im Bereich des Humors. Im „normalen" Leben gilt ja eigentlich die Regel, dass Witze neu sein sollten. Ein Scherz, den man schon kennt, ist im Grunde nicht mehr komisch.[59] In der Betreuung demenziell erkrankter Menschen ist dies anders. Die Anforderung an die Neuheit der Witze ist hier deutlich niedriger. Man kann ein und dieselbe Idee auch mehrmals einsetzen.

Menschen mit Demenz mögen Witze, die sie schon kennen.[60] Auch dies ist ein Merkmal ihres veränderten Humors. Wiederholungen kommen gut an. Zum Teil ist es so, dass ein Witz, über den man ein paar Tage zuvor schon gelacht hat, inzwischen wieder vergessen wurde. Zum Teil ist es aber auch so, dass bestimmte Scherze, die regelmäßig wiederkehren, zum lieb gewonnenen Ritual werden. Betrachten wir das folgende Beispiel:

58 Sachweh (2008), S. 53.
59 „Ohne Verblüffung kein Humor", schreibt Eike Christian Hirsch (2001), S. 41.
60 Vgl. Clark et al. (2016); ferner: Herberg (2021a).

Das Abendessen ist vorbei, Hans räumt den Tisch ab. Er blickt freundlich in Richtung der Bewohnerin Frau Meiser. Er sagt: „Oh, Frau Meiser, Sie sind mir so sympathisch." Diese blickt verdutzt. Sie fragt: „Warum?" – Eine andere Bewohnerin, Frau Kahn, lacht und sagt: „Weil du abwaschen sollst." Frau Meiser lacht. „Ich komm schon", sagt sie und erhebt sich von ihrem Platz.

Bei der beschriebenen Szene handelt es sich um einen Vorgang, der sich im Haus *Erlenhof* fast jeden Abend wiederholte. Frau Meiser wird in die Küchenarbeit einbezogen. Es ist eine feste Routine, dass sie beim Abspülen hilft. Der Satz „Sie sind mir so sympathisch" ist also eine indirekte Aufforderung zum Mithelfen.

Dieser kleine Scherz, zusammen mit der allabendlichen gemeinsamen Verrichtung der hauswirtschaftlichen Arbeiten, erzeugt eine familiäre Atmosphäre. Frau Meiser scheint zuerst nicht zu begreifen, worauf Hans hinauswill. Die anderen Bewohner:innen kennen die Situation aber schon und amüsieren sich. Auch bei Frau Meiser fällt dann recht schnell der sprichwörtliche „Groschen".

„Menschen mit Demenz mögen Überraschungen", sagte eine Teilnehmerin eines der vom Verfasser durchgeführten Kurse. „Die Überraschungen", so fuhr sie fort, „sollten zwar neu, aber nicht *zu* neu sein. Am besten ist es, wenn man Neues und Altes miteinander kombiniert." Dieser Aussage kann nur zugestimmt werden. Wiederholungen – in angemessenem Maß – sind ein positiver Faktor. Sie geben Struktur und haben einen speziellen Wiedererkennungswert.[61]

Auch die oben erwähnte Betreuungskraft Inka – die Puppenspielerin – setzte bei ihren Aktivierungen Wiederholungen ein. Ein gerne verwendetes Thema war, dass eine ihrer Puppen – die Puppe Lena – gerne naschte, obwohl ihr dies verboten war. Lenas Naschsucht war eine Art Running Gag, der den Leuten große Freude bereitete.

61 Zur positiven Wirkung von Wiederholungen vgl. auch Zgola (1993), S. 114.

Auf die Bedeutung von Ritualen ist in der demenztherapeutischen Literatur oft hingewiesen worden.[62] Meist denkt man bei Ritualen an etwas Feierliches, Ernstes. Wie die obigen Ausführungen zeigen, können Rituale aber auch humorvoll sein. Humorrituale haben viele Funktionen. Sie helfen, Aufmerksamkeit herzustellen. Ferner können sie zur Eröffnung und Beendigung einer Aktivität eingesetzt werden. Die Betreuungskraft Erika etwa eröffnete ihre Musikstunde stets mit dem Spaßlied von Heinz Erhard „Wenn ich einmal traurig bin / trink ich einen Korn". Bei den Teilnehmenden erzeugte dies Heiterkeit – und zwar jedes Mal wieder aufs Neue.

Wiederholungen, so sei noch hinzugefügt, müssen keineswegs platt oder stupide sein. Die Wiederholung kann auch so aussehen, dass ein Thema wieder aufgegriffen und kreativ variiert wird. Humorvolle und regelmäßig wiederkehrende Szenen, so das Fazit, stiften Geborgenheit und geben dem Leben auf einer Demenzstation Struktur.

2.4 Die Bewohner:innen zu eigenen Humorideen animieren

Menschen mit Demenz lachen gern über Scherze, die ihnen präsentiert werden. Sie machen aber auch selber gern Witze. Erfahrene Betreuungskräfte wissen dies und ermutigen die Bewohner:innen zu eigenen humorvollen Einfällen. Der Humor, den die Betreuenden einsetzen, ist ein *aktivierender* Humor. Die Originalität der Leute, ihre Kreativität auf dem Gebiet des Humors sind Ressourcen, die es zu fördern gilt.

Eine (Dauer-)Berieselung der Bewohner:innen mit Humor ist daher zu vermeiden.[63] Das Ziel sollte sein, mit den Bewohner:innen in einen heiteren Austausch einzutreten, einen Austausch, bei dem man sich gegenseitig die sprichwörtlichen „Bälle" zuspielt.

62 Vgl. Baer und Schotte-Lange (2002), S. 40; ferner: Eichenseer und Gräßel (2015), S. 11; Langner (2020), S. 63 und 75.

63 Vgl. Bischofberger (2008), S. 61.

Die Betreuungskräfte sind in dieser Hinsicht in einer viel günstigeren Position als die eingangs erwähnten Klinikclowns.[64] Die Betreuungskräfte kennen die Bewohner:innen und haben täglich mit ihnen zu tun. Sie wissen daher genau, wie sie die Leute aus der Reserve holen können. Auch kennen sie die Themen, die den „Humor-Nerv" der Bewohner:innen treffen. Sie wissen, wie sie die Leute zu eigenen lustigen Ideen anregen können.

Oft befinden sich unter den Bewohner:innen Personen, die trotz der Erkrankung immer noch in der Lage sind, heitere Geschichten und lustige Anekdoten zu erzählen. Man sollte diesen Bewohner:innen unbedingt Gelegenheit dazu geben, da dies eine wertvolle Bereicherung des Stationsalltags darstellt. Angeführt sei ein Beispiel:

> *Erika fragt die Teilnehmenden, wie sie ihre:n spätere:n Lebenspartner:in kennengelernt haben. Frau Delitz meldet sich zu Wort. Sie erzählt folgende Geschichte: Im Krieg habe sie als Verkäuferin in einem kleinen Laden gearbeitet. Ein junger Pilot kam regelmäßig dort vorbei, nur um ein Tütchen Backpulver zu kaufen. Erst nach mehreren Wochen stellte sich heraus, dass der Mann nicht an dem Backpulver, sondern an ihr, der hübschen Verkäuferin, interessiert war. So schüchtern sei er gewesen! Die Geschichte bringt alle zum Schmunzeln.*

Heitere Geschichten, aus dem Leben gegriffen und kunstvoll erzählt, haben ihren eigenen Charme. Sie tragen dazu bei, wertvolle Momente zu schaffen, Momente, die von allen Beteiligten genossen werden.

Nicht alle Menschen mit Demenz sind so gute Geschichtenerzähler:innen wie Frau Delitz. Eher im Gegenteil. Die Krankheit bringt es mit sich, dass die sprachlichen Fähigkeiten nachlassen. Der Humor, so wie er auf einer Demenzstation praktiziert wird, kommt daher meist weniger in Form von Geschichten zum Ausdruck, sondern eher in

64 Zur Arbeit der Clowns vgl. Baumgartner und Renner (2019) sowie Fey (2012).

kurzen lustigen Bemerkungen sowie in allerlei komischen Gesten und Faxen.[65]

Erfahrene Demenzbegleiter:innen beherrschen die Kunst, die Gruppenmitglieder zu aktiven Humorbeiträgen zu animieren. Oft handelt es sich dabei um Einfälle, die sich ganz der Stimmung des Augenblicks verdanken und die spontan aus der Situation heraus geboren sind. Betrachten wir das folgende Beispiel:

> *Hans singt mit den Bewohner:innen Seemannslieder. Er singt: „Junge, komm bald wieder, bald wieder nach Haus." Spaßeshalber gibt er dem Lied eine etwas andere Bedeutung. Er ruft: „Komm* du *mir nach Hause!" – Frau Kahn lacht. Sie ergänzt: „Dann kriegst du den Popo voll." Eine andere Bewohnerin greift nach ihrem Stock und macht lachend Drohgebärden in der Luft. Die ganze Gruppe lacht.*

Was zeigt das Beispiel? Hans gibt einen lustigen Impuls und überlässt es dann den Teilnehmenden, humorvoll daran anzuknüpfen. Die Bewohner:innen entwickeln hierbei beachtliche Kreativität. Hans und die Gruppe sind ein eingespieltes Team. Hans kennt die Bewohner:innen gut genug, um genau ihren „Nerv" zu treffen. Er setzt Stimuli, die viele lustige Reaktionen hervorlocken. Mit seinem Humor aktiviert er die Leute.

Generell kann man sagen: Humor auf einer Demenzstation sollte nicht die Form einer „Bespaßung" der Leute annehmen. Erfahrene Betreuungskräfte betonen, wie wichtig es ist, den Bewohner:innen Raum für eigene Ideen zu geben. „Oft bin ich selber gar nicht unbedingt sehr komisch", sagte eine Teilnehmerin eines meiner Kurse, „stattdessen liefere ich den Leuten Vorlagen für eigene lustige Ideen." Zur Arbeit der Betreuungskräfte gehört auch die Fähigkeit, sich im richtigen Moment zurückzunehmen und den heiteren Einfällen der Leute freien Lauf zu lassen.

65 Vgl. die Beispiele in Moos (2011); ferner: Herberg (2021a).

Kurzum, Menschen mit Demenz lachen nicht nur über die lustigen Einfälle anderer. Sie machen auch selber gerne Witze. Andere zum Lachen bringen, selber witzig sein – dies alles geht einher mit einem Gefühl des lustvollen Könnens, der Kompetenz, der Selbstwirksamkeit.[66] Die Bewohner:innen sind in solchen Momenten nicht nur Patient:innen. Sie treten aus ihrer Patient:innenrolle heraus und zeigen, zu welchen humorvollen Einfällen sie trotz ihres Alters und ihrer Krankheit fähig sind.

2.5 Nutzen Sie Ihren Körper als Quelle von Komik!

Menschen mit Demenz mögen körpernahen Humor. Lustige Gesten, Clownerie und Slapstick setzen keine komplizierten Verstandesleistungen voraus. Es handelt sich um Formen von Komik, die anschaulich und sinnlich erfahrbar sind. Erfahrene Betreuungskräfte kennen die Vorliebe der Bewohner:innen für nonverbalen Humor. Sie verwickeln die Leute in lustige Interaktionen und Spiele auf körperlicher Ebene.

Der Körper ist in der Demenzbetreuung generell außerordentlich wichtig.[67] Während die Sprachfähigkeiten im Lauf der Krankheit verkümmern, bleibt die Fähigkeit zur nonverbalen Kommunikation meist bis in die späten Stadien der Krankheit hinein erhalten. Manche Autor:innen sprechen auch – wohl zu Recht – von einer gesteigerten Sensibilität demenziell erkrankter Menschen für alles Nonverbale.[68]

Eine wichtige Rolle bei der Aktivierung demenziell erkrankter Menschen spielt das sogenannte Leibgedächtnis.[69] Der Körper ist ein wichtiger Speicher von Erfahrungen, Erinnerungen und praktischen Fähigkeiten. Bewegungsabläufe, die in den Körper eingeschrieben sind, werden oft noch lange Zeit erinnert. Selbst schwer demente Per-

66 Zum Konzept der Selbstwirksamkeit vgl. Bandura (1977).
67 Vgl. Weidert (2007).
68 Vgl. Sachweh (2008), S. 196.
69 Vgl. Fuchs (2010); ferner: Ellis und Astell (2019).

sonen kann man auf dieser Ebene oft noch gut erreichen. Ein Beispiel mag das verdeutlichen:

> *Hans arbeitet mit den schwer dementen Bewohner:innen. Die meisten von ihnen sitzen im Rollstuhl. Hans hat die Teilnehmenden im Stuhlkreis versammelt. Es läuft eine CD mit Tänzen. Hans singt zur Musik, er wiegt sich in den Hüften. Er geht von einer Frau zur nächsten, nimmt ihre Hände und macht schwingende Bewegungen.*
> *Nach einer Weile erhebt sich die sonst eher apathisch wirkende Frau Thiel. Sie geht auf Hans zu, ergreift seine Hände. Es läuft ein Tango. Frau Thiel macht eine Art Schreittanz mit Hans, einige Schritte vor, einige zurück. Sie übernimmt hierbei die Führung.*
> *Hans versucht sich an die Bewegungen anzupassen, er wirkt aber unbeholfen. Frau Thiel deutet einige Drehungen an. Hans macht ebenfalls einige Drehungen, was sehr komisch aussieht. Frau Thiel lacht. Sie macht einen Knicks. Hans macht diesen Knicks nach, was nun auch die Zuschauenden zum Lachen bringt. An einer dramatischen Stelle der Musik stampft Frau Thiel mit dem Fuß auf. Das Stampfen hat etwas Erfrischendes. Hans stampft ebenfalls. Auch einige der Anwesenden stampfen. Alle sind sehr erheitert.*

Das Beispiel zeigt, was in einer heiteren und beschwingten Atmosphäre selbst mit schwer dementen Menschen noch machbar ist.[70] Frau Thiel wirkt meist passiv und apathisch. Doch beim Tanzen ist sie in ihrem Element. Sie entfaltet große Originalität. Sie baut kleine Pointen in den Tanz mit ein, sie lacht, sie scheint ihren kleinen Auftritt zu genießen.

Bemerkenswert ist, wie gut der Betreuer Hans hier auf Frau Thiel eingeht. Er ist kein so versierter Tänzer. Er überlässt die Initiative Frau Thiel. Er schlüpft in die Rolle des unbeholfenen Schülers, des Clowns. Er ahmt Frau Thiels Bewegungen nach, was sehr komisch wirkt. Wor-

70 Ähnliche Beispiele schildern Baer und Schotte-Lange (2013), S. 10 f.; ferner: Pechau (2011).

te sind für diese Art des humorvollen Austauschs nicht nötig. Auch die Zuschauenden amüsieren sich.

Generell lassen sich in diesem Zusammenhang folgende Verhaltensprinzipien formulieren:

- In der Betreuung demenziell erkrankter Menschen sollte darauf geachtet werden, dass die Interaktionen nicht zu sprachlastig sind.[71] Körpernaher Humor wird von demenziell erkrankten Menschen meist als wohltuend empfunden.

- Humor in der demenztherapeutischen Arbeit erfordert großen Körpereinsatz. Erfahrene Betreuungskräfte signalisieren durch ihre Körpersprache, dass sie zu spielerischen Interaktionen aufgelegt sind. Sie haben, so könnte man sagen, nicht nur einen humorvollen Geist, sondern auch einen „humorvollen Körper"[72].

- Wichtig ist, dass man einen Blick entwickelt für humorvolle Impulse, die von den Bewohner:innen kommen. Auch im fortgeschrittenen Stadium der Demenz verfügen die Betroffenen über viel Humor. Dieser äußert sich oft nonverbal. Erfahrene Betreuungskräfte nehmen die stummen Signale des Humors wahr und greifen sie humorvoll auf.

Auf den folgenden Seiten werden wir noch viele Beispiele für körperlichen Humor kennenlernen. Zu den Erscheinungsformen gehören neben lustigen Tänzen unter anderem auch lustige kleine Balgereien, kleine neckische Berührungen und komische Pantomime (etwa, wenn jemand zur Musik dirigiert und hierbei maßlos übertreibt). Spielerische Interaktionen auf körperlicher Ebene sind ein wichtiges Mittel, um „in gegenseitige leibliche Resonanz zu kommen"[73]. Sie sind stimu-

71 So auch Döttlinger (2018), S. 40.
72 Vgl. Herberg (2021c).
73 Roes at al. (2019b), S. 32.

lierend und tragen dazu bei, den eigenen Körper als Quelle von Lust zu erleben.

2.6 Humorgrenzen respektieren!

Humor ist etwas sehr Individuelles. Was den einen zum Lachen bringt, das findet der andere vielleicht gar nicht lustig. Zwar hat Humor das Potenzial, Menschen miteinander zu verbinden. Der scherzhafte Rahmen einer Interaktion bricht aber schnell zusammen, wenn einzelne Anwesende die Scherze als unpassend oder anstößig empfinden.

Für die humororientierte Arbeit mit demenziell erkrankten Menschen ist daher von großer Bedeutung, auf die individuellen Bedürfnisse und Empfindlichkeiten der Bewohner:innen Rücksicht zu nehmen. Dies ist im Prinzip auch ohne Weiteres machbar. Die Betreuungskräfte kennen ja „ihre" Leute. Sie wissen, wie weit sie gehen können, und sie lernen die Empfindungen der Bewohner:innen auf dem Gebiet des Humors jeden Tag ein wenig besser kennen.

Die Frage, was Humor eigentlich ist, wurde oben im Einleitungsteil nur sehr knapp erörtert. Wir können an dieser Stelle ergänzen, dass Humor in vielen Fällen ein Spiel mit Grenzen ist; ein Spiel mit heiteren Respektlosigkeiten (etwa beim Frotzeln), ein Spiel mit kleinen Normverstößen und Grenzüberschreitungen. Humor bringt die Verhältnisse zum Tanzen. Er fordert die bestehende Ordnung heraus. Oft genug richtet er sich gegen Autoritäten und gegen geltende Vorstellungen. Aus diesem Grunde ist Humor nie ganz ohne Risiko.[74] Betrachten wir das folgende Beispiel:

Ein Seminarteilnehmer erzählt: Bei einer Aktivierung mit Musik habe er seiner Gruppe Lieder von Hans Albers *vorgespielt. Da es sich um eine Einrichtung in Hamburg handelte, waren diese Lieder wohlbekannt. Zur Auflockerung habe er eine Parodie von* Hans Albers *zum*

74 Vgl. Günthner (1996).

> *Besten gegeben. Eine der Bewohner:innen habe empört gerufen: „Ich will nicht, dass das so* verbammelt *wird!“ – Um die Bewohnerin zu besänftigen, habe er sich entschuldigt und ein nettes Gespräch über* Hans Albers’ *Bedeutung als Musiker und Mensch angeknüpft.*

In der beschriebenen Szene hat der Betreuer, passend zum Lokalkolorit der Stadt Hamburg, Lieder von *Hans Albers* gewählt.[75] Er macht Scherze über ihn, er verballhornt die Lieder. Dies wird von einer der Bewohner:innen als unpassend empfunden. Die Witze haben die Humorgrenze der Bewohnerin überschritten.

Die Reaktion des Betreuers in der beschriebenen Situation besteht nun darin, dass er sich entschuldigt. Dieses Verhalten kann eigentlich nur als vorbildlich bezeichnet werden. Der Betreuer verhält sich validierend.[76] Mit seiner Entschuldigung zeigt er, dass er die Gefühle der Bewohnerin achtet.

Ein Problembereich, der in diesem Zusammenhang nicht unerwähnt bleiben sollte, sind Witze über Krankheit, Alter und Tod. Im Hause *Erlenhof* geschah es fast nie, dass die Betreuenden hierüber Witze gemacht hätten. Sie unterließen dies mit Rücksicht auf die Gefühle der Bewohner:innen.

In den wenigen Momenten, in denen doch einmal über eines dieser Themen gescherzt wurde, ging dies meist von den Bewohner:innen aus. Die Betreuungskräfte zögerten, sich an diesen Witzeleien zu beteiligen. Ein Beispiel: Der schwer demente Herr Winter hatte trotz seiner Krankheit den Sinn für Humor nicht verloren. Er sagte: „Mein Kopf ist wie ein Bienenhaus, die Bienen fliegen ein und aus.“ Die Betreuerin Monika reagierte hierauf mit einem warmherzigen Lächeln Sie ergriff die Hand des Bewohners und sagte: „Ach, Herr Winter.“

75 Hans Albers (1891–1960) war ein Hamburger Schauspieler und Sänger, der meist die Rolle des liebenswerten Seebären spielte. Lieder wie „Auf der Reeperbahn nachts um halb eins“ und Filme wie „Große Freiheit Nr. 7“ sind vielen älteren Menschen noch in lebhafter Erinnerung.

76 Zum Konzept der Validierung vgl. Feil und de Klerk-Rubin (1990).

Unten in Kapitel 3 wird noch näher auf unpassenden Humor eingegangen werden. Hier nur so viel: Bei ihren Scherzen sollten die Betreuenden stets auf die Gefühle der Bewohner:innen Rücksicht nehmen. Über bestimmte Themen macht man am besten gar keine Witze. Sollte es doch einmal passieren, dass man jemandes Gefühle verletzt hat, so hilft eine Entschuldigung. Wichtig ist, dass die Betreuungskräfte stets genau beobachten, wie der eingesetzte Humor bei den Bewohner:innen ankommt, und dass sie eine reflexive, selbstkritische Haltung kultivieren.

2.7 Probleme mit Humor angehen – und sie doch ernst nehmen

Bei allem Humor sollte nicht aus dem Blick geraten, dass die Betreuenden nicht in erster Linie als Spaßmacher auf den Stationen arbeiten. Sie haben die Aufgabe, die Bewohner:innen zu begleiten, sie zu aktivieren, ihnen Hilfestellungen zu geben und ihre Lebensumstände angenehm und lebenswert zu gestalten.[77] Humor spielt hierbei eine wichtige Rolle, er darf aber nicht dazu führen, dass Probleme überspielt oder auf die leichte Schulter genommen werden.

Eine der vom Verfasser interviewten Praktiker:innen drückte dies so aus: „Was ich gar nicht mag, ist Humor, der oberflächlich ist. Also wenn ein Betreuer immer nur grinst, wenn er sich nicht wirklich mit den Bewohner:innen auseinandersetzen will. Wenn er Humor benutzt, um alle Probleme an sich abtropfen zu lassen, um sich rauszuhalten."

Die Aussage beschreibt eine Haltung, die humorvoll erscheint, in Wahrheit aber unprofessionell ist. Die Betreuungskräfte müssen Verantwortung übernehmen. Die Bewohner:innen sind ja in vielen Situationen hilflos.[78] Wer, wenn nicht die Betreuungskräfte, sollte ihnen

77 Vgl. Bär (2019) sowie Schmidt und Döbele (2013).
78 Dies betonen auch König und Zemlin (2020), S. 10.

helfen? Bei allem Humor muss die Einstellung der Betreuenden daher eine pragmatische, eine problemlösungsorientierte sein.

Betrachten wir das Verhalten der Betreuungskraft Inka im folgenden Beispiel, das in dieser Hinsicht als vorbildlich gelten kann:

> *Nach dem Abendessen. Inka räumt den Tisch ab. Frau Delitz fragt, wo denn ihr Ehering sei. Inka weiß Bescheid. Der Ring wird in Frau Delitz' Zimmer aufbewahrt, da er ihr zu weit geworden ist. Inka teilt Frau Delitz dies mit. Frau Delitz akzeptiert die Antwort. Wenige Minuten später fragt sie erneut nach dem Ring.*
> *Um Frau Delitz abzulenken, improvisiert Inka einen lustigen Dialog. Da Inka weiß, dass Frau Delitz fließend Polnisch spricht, bittet sie sie, ihr einige polnische Ausdrücke beizubringen. Sie fragt, wie man polnische Männer kennenlernen kann, welche Sätze sich hierfür besonders eignen. Dies macht Frau Delitz großen Spaß. Der vermisste Ring ist schnell vergessen.*
> *Am nächsten Tag sucht Inka das Gespräch mit Frau Delitz' Tochter. Sie erklärt ihr die Situation und fragt, ob man den Ring nicht so umarbeiten lassen könne, dass Frau Delitz ihn wieder tragen kann.*

Die beschriebene Szene ist typisch für den Betreuungsalltag auf einer Demenzstation. Ein bestimmter Aspekt – der aus Sicht eines Außenstehenden vielleicht ganz geringfügig erscheint – wird zum Auslöser von Unruhe. Im zitierten Beispiel ist dies der vermisste Ehering. So oft man der betreffenden Person Auskunft über den Sachzusammenhang erteilt, so oft fängt diese doch wieder an, sich nach dem Thema zu erkundigen.[79]

Inkas Strategie in dieser Situation kann, wenn man so will, als „zweigleisig" bezeichnet werden: In der aktuellen Situation benutzt sie Humor, um Frau Delitz abzulenken und sie aufzuheitern. Gleichzeitig ist Inkas Herangehensweise problemlösungsorientiert. Da sie weiß,

79 Zu den mit einer Demenzerkrankung verbundenen Verhaltensproblemen vgl. Bartholomeyczik et al. (2006), Kratz (2017) sowie unten, Kapitel 5.

dass Frau Delitz den Ring gern wieder tragen möchte, unternimmt sie Anstrengungen, den Ring entsprechend umändern zu lassen.

Unten in Kapitel 5 werden wir noch weitere Beispiele kennenlernen, die zeigen, wie man mithilfe von Humor schwierige Situationen auflösen kann. Humor kann eingesetzt werden, um aufgeregte Bewohner:innen zu beruhigen und um Streitigkeiten zu schlichten. Erfahrene Betreuungskräfte tun aber noch mehr. Sie lösen einen auftretenden Streit humorvoll auf, sie fragen sich aber gleichzeitig, was die Ursache gewesen sein könnte. Sie setzen Humor ein, um eine agitierte Bewohnerin zu beruhigen, sie überlegen aber gleichzeitig, worin der Grund für die Unruhe besteht, und was man tun könnte, um die Situation nachhaltig zu verbessern.

Humor, so das Fazit, sollte stets einhergehen mit einer pragmatischen Haltung, einer Haltung der Problemlösungsorientierung. Humor sollte nicht dazu eingesetzt werden, Probleme zu überspielen oder zu bagatellisieren. Bei allem Humor müssen der Kummer und die Sorgen der Bewohner:innen doch ernst genommen und, so weit möglich, einer Lösung zugeführt werden.

3 Witze, die wehtun. Zur Vermeidung unangemessener Formen von Humor

„Humor hat seine Gründe – und Abgründe“, schreibt der Humorforscher *Eike Christian Hirsch*.[80] Das folgende Kapitel bezieht sich auf Formen von Humor, die für die Betroffenen verstörend sind und auf die man möglichst verzichten sollte. Erfahrene Betreuungskräfte tun dies ohnehin schon. Sie haben ein feines Gespür dafür, welche Art von Späßen man besser vermeidet.

Auf die Zeitenwende, die sich in der Demenzbetreuung ereignet hat, wurde eingangs bereits hingewiesen.[81] Vor einigen Jahrzehnten herrschten vielfach noch Zustände, die man eigentlich nur als grausam bezeichnen kann. Demenziell erkrankte Menschen galten als innerlich abgestumpft. Sie wurden wie Objekte behandelt. Die Versorgungseinrichtungen waren Orte der Unmenschlichkeit.

Der Pflegeforscher *Tom Kitwood* spricht in diesem Zusammenhang von einer bösartigen, einer „malignen“ Betreuungskultur.[82] Verletzender Humor war Teil dieser bösartigen Kultur. Den Bewohner:innen wurden Spitznamen gegeben. Sie wurden ausgelacht, verhöhnt, verspottet. Der Humor des Personals war oft zynisch, aggressiv und verletzend.[83]

Heute ist dies glücklicherweise anders. Wer in der Demenzbegleitung arbeitet, orientiert sich am Ideal der personzentrierten Betreuung. Die zynische Haltung früherer Zeiten ist Vergangenheit. Im Zuge

80 Hirsch (2001), S. 9.
81 Vgl. oben, Abschnitt 1.1.
82 Kitwood (2019), S. 73.
83 Ebd., S. 76. Ähnliche Beobachtungen wurden in den 1960ern und 1970ern auch in anderen Institutionen gemacht, etwa in Internaten, Psychiatrien und Gefängnissen. Der menschenverachtende Stil des Umgangs mit den Insassen spiegelte sich auch auf der Ebene des Humors. Vgl. die Darstellung in Goffman (1971).

dieses Veränderungsprozesses hat sich auch der Humor gewandelt. Er ist nicht mehr bösartig, sondern positiv, validierend und wohlwollend.

Dennoch kann vieles schiefgehen. Bestimmte Formen von Humor, die unter gesunden Menschen normal und üblich sind, erweisen sich in der Interaktion mit demenziell erkrankten Menschen als störend, wenn nicht sogar als schädlich. Dies betrifft unter anderem Ironie, das Lachen über Missgeschicke sowie schlagfertige Antworten.

Demenzbetroffene Personen sind vulnerabel.[84] Sie sind durch ihre Krankheit meist ohnehin schon stark verunsichert. Ironische Kommentare, schnippische und schlagfertige Antworten sind ihnen in der Regel unangenehm. Es handelt sich um Formen von Humor, deren Wirkung auf die Betroffenen – wie wir noch sehen werden – sehr verstörend sein kann.

Die Botschaft der folgenden Ausführungen lautet daher: Humor, so wie er im normalen Alltag gelebt und praktiziert wird, ist auf die Betreuung demenziell erkrankter Menschen nicht ohne Weiteres übertragbar. Die Arbeit mit demenzbetroffenen Personen erfordert eine beschützende Haltung.[85] Erforderlich ist ein Grad an Rücksichtnahme, an Umsicht, an Selbstdisziplin, wie er im Umgang mit nicht-dementen Menschen so nicht erforderlich oder üblich ist.

Der Einsatz von Humor in der Betreuung demenziell erkrankter Menschen setzt daher eine gewisse Umstellung, ein Umdenken voraus. Erfahrene Betreuungskräfte wissen dies, aber Berufsanfänger:innen sind sich dieser Tatsache nicht immer in vollem Maße bewusst. Vor allem an sie, also an die weniger erfahrenen Kolleg:innen, richten sich die folgenden Ratschläge und Tipps.

84 Zum Begriff der Vulnerabilität vgl. Lehmeyer (2018).
85 Vgl. Herberg (2021c), S. 25; ferner: König und Zemlin (2020), S. 10.

3.1 Bitte nicht über Fehlleistungen lachen!

Menschen mit Demenz erscheinen oft fremd und seltsam. Sie verwechseln vieles. Es unterlaufen ihnen allerlei Fehlleistungen. Menschen mit Demenz, schreibt *R.-D. Hirsch*, „können wie eine Karikatur wirken und unwillkürlich zum Lachen anregen“[86].

Für den Humortheoretiker *H. Bergson* ist der zerstreute Mensch der Inbegriff von Komik. Im normalen Leben wird erwartet, dass ein Mensch sich flexibel an die Umstände seiner Situation anpassen sollte. Durch den Anblick eines zerstreuten oder tollpatschigen Menschen wird diese Erwartung aufs Gröbste verletzt. Dadurch entsteht Komik. Dieser komische Effekt kommt allerdings nur dann zustande – auch darauf hat *Bergson* hingewiesen –, wenn man die Dinge mit den Augen des emotional Unbeteiligten betrachtet.[87]

Die unfreiwillige Komik demenziell erkrankter Menschen wird in der Forschungsliteratur häufig zum Thema gemacht. Die Pflegeforscherin *Jutta Bisaz* erwähnt das Beispiel einer Bewohnerin, die sich die Haare mit ihrer Zahnbürste kämmt und hierbei die Zahnpaste in den Haaren verteilt.[88] Dies sei sehr komisch gewesen. *Bisaz* sieht kein Problem darin, wenn die Pflegekräfte in solchen Situationen lachen, im Gegenteil. Das Lachen erzeuge eine positive Atmosphäre, die auch auf die Bewohner:innen überspringe.

Ein anderes Beispiel: Eine Bewohnerin wirft ihre Medizin, eine Brausetablette, die die Schwester ihr beim Mittagessen gibt, in ihre Suppe, die daraufhin zu brodeln beginnt. *Bisaz* schreibt: „Die wunderliche Idee, eine Brausetablette in einen Teller mit Erbsensuppe zu werfen – darauf muss man erst mal kommen!“[89] Die Szene sei ein Beispiel für den Humor und die Kreativität demenziell erkrankter Menschen.

86 Hirsch (2019b), S. 279.
87 Vgl. Bergson (1988). Nur unter den Bedingungen einer „Anästhesie des Herzens“, so Bergson, würden die Missgeschicke anderer als lustig empfunden (S. 15).
88 Vgl. Bisaz (2008), S. 203.
89 Ebd., S. 208. Ähnliche Beispiele schildert Wojnar (2007).

Aus Sicht des Verfassers muss dieser Meinung entschieden widersprochen werden. Die beschriebenen Situationen sind ja, betrachtet man sie etwas näher, kein Ausdruck von Humor. Sie sind Ausdruck von Hilflosigkeit. Wer in solchen Momenten lacht, verhält sich herzlos – und dies wird von den Bewohner:innen in der Regel auch so empfunden.

Im Haus *Erlenhof* war es eine ungeschriebene Regel, dass man sich bei Fehlleistungen und Ungeschicklichkeiten der Bewohner:innen jeglichen Lachens zu enthalten habe. Praktikant:innen, die mit dieser Gepflogenheit noch nicht vertraut waren, wurden zurechtgewiesen. Betrachten wir die folgende Situation:

> *Inka führt mit den Bewohner:innen eine Gymnastikübung mit Gummibändern durch. Praktikantin Maria sieht hierbei zu. Eine der Teilnehmerinnen – die Bewohnerin Frau Lenz – versteht Inkas Anweisungen falsch und macht die unmöglichsten Verrenkungen. Maria muss darüber sehr lachen. „Maria, ich finde das sehr störend“, sagt Inka streng.*

Was geht hier vor sich? Eine Aktivierung wie die beschriebene ist immer mit dem Risiko verbunden, dass sie sich für die Teilnehmenden als zu schwierig erweist. Erfahrene Betreuungskräfte gestalten die Aktivierungen so, dass sie leicht machbar sind. Dennoch kann der Fall auftreten, so wie hier, dass jemand etwas falsch versteht.

In solchen Fällen zu lachen ist wenig hilfreich. Die betreffende Person muss sich ja ausgelacht fühlen. Inkas Verhalten in der beschriebenen Szene ist der Versuch, die Bewohnerin Frau Lenz zu schützen. Inka bewahrt die Bewohnerin vor dem Ausgelachtwerden, vor Verunsicherung und Scham.

Allgemein kann man sagen: Die Kunst der humorvollen Demenzbetreuung erfordert es, zwei Arten von Situationen zu unterscheiden: Zum einen gibt es Situationen, in denen die Bewohner:innen *absichtlich* etwas Lustiges sagen oder tun. Hier ist es gut und sinnvoll zu lachen. Ganz anders verhält es sich mit Situationen der *unfreiwilligen Komik*.

Hier empfiehlt sich eine gewisse Zurückhaltung. Die hierfür nötige Selbstdisziplin müssen Berufsanfänger:innen oft erst noch erwerben. Nur allzu oft werden sie von der Komik der Situation überwältigt und brechen in Lachen aus.

Und die erfahrenen Betreuungskräfte? Sie sehen in auftretenden Fehlleistungen weniger die Komik. Sie sehen darin vor allem die Hilflosigkeit, die Desorientierung, die desaströsen Folgen der Demenzerkrankung. Sie lachen allein schon deshalb nicht über Missgeschicke der Bewohner:innen, weil sie diese als ihre Schützlinge betrachten und eine enge emotionale Beziehung zu ihnen aufgebaut haben.[90]

3.2 Ironische Bemerkungen besser unterlassen!

Im normalen Alltag sind ironische Kommentare gang und gäbe. Ironie lässt sich bestimmen als humorvoll verpackte Kritik an einer Sache oder Person. Sie enthält fast immer ein Körnchen Spott. Schon im Altertum wurde von der Ironie gesagt, sie sei eine Art Irreführung, eine Abweichung von der Wahrheit, und in ihrem Gebrauch schwinge stets etwas von Verachtung mit.[91]

Verdeutlicht sei das an einem Beispiel: Jemand erhält ein Geschenk, das etwas zu billig oder zu dürftig zu sein scheint. Ein möglicher Kommentar dazu könnte lauten: „Oh, da habt ihr euch ja in schreckliche Unkosten gestürzt." Im Umgang zwischen gesunden Menschen werden ironische Kommentare wie dieser meist problemlos verstanden und akzeptiert. Dem anderen steht es frei zu antworten. Die Antwort kann entweder ernst ausfallen oder sie kann ebenfalls in einer witzelnden Weise erfolgen.

Wie verhält sich dies nun bei der Betreuung demenziell erkrankter Menschen? Zwei Aspekte sind hier wichtig. Erstens fällt es demenz-

90 In diesem Sinne äußern sich auch König und Zemlin (2000), S. 53. Das Lachen über Missgeschicke der Bewohner:innen ist einer der von den Autorinnen zusammengestellten 100 Fehler im Umgang mit Menschen mit Demenz.

91 Vgl. Wirth (2017), S. 16.

betroffenen Personen meist schwer, die Ironie überhaupt als solche zu erkennen. Sie benötigen Eindeutigkeit. Menschen mit Demenz tendieren dazu, die Dinge wörtlich zu nehmen. Die Doppeldeutigkeit ironischer Kommentare ist für sie verwirrend.[92]

Zweitens wissen demenziell erkrankte Menschen oft selbst nicht, warum sie eine bestimmte Sache gesagt oder getan haben. Ihre Reflexionsfähigkeit ist stark herabgesetzt. Mit Kritik können sie nicht gut umgehen. Sie fühlen sich hilflos, verunsichert. Sie erkennen an den Reaktionen in ihrer Umgebung, dass sie etwas falsch gemacht haben. Sie können die Vorgänge aber oft nicht begreifen.[93]

In den Verwahranstalten früherer Zeiten war es keine Seltenheit, dass die Bewohner:innen zur Zielscheibe von ironischen Kommentaren wurden. Die Ironie war durchsetzt mit Sarkasmus. Der Humorforscher *Rolf-Dieter Hirsch* bringt folgendes Beispiel: Eine Bewohnerin hat auf den Fußboden uriniert. Ein Pfleger betrachtet die nasse Stelle und sagt: „Na, das haben Sie ja gut hinbekommen. Es sieht aus wie ein kleiner See. Toll."[94]

Solche Kommentare entsprechen heute nicht mehr dem State of the Art. Generell hat sich die Erkenntnis durchgesetzt, dass man auf Ironie im Umgang mit demenziell erkrankten Menschen besser verzichten sollte. „Humor ja – Ironie besser nicht", so könnte man die entsprechende Handlungsmaxime zusammenfassen.[95] Auch hier ist es so, dass Berufsanfänger:innen sich teilweise etwas ungeschickt verhalten. Es ist Sache der erfahrenen Betreuungskräfte, die jüngeren auf ihre Fehler aufmerksam zu machen. Ein Beispiel hierzu:

Die Mitarbeiter:innen unterstützen die Bewohner:innen beim Mittagessen. Eine der Bewohner:innen verrührt ihr Gulasch mit dem Dessert.

92 Vgl. Sachweh (2008), S. 47.
93 Vgl. dazu die erschütternden Aufzeichnungen von Taylor (2008). Taylor war Psychologieprofessor, der selbst unter einer Demenzerkrankung litt und seine Erfahrungen detailliert protokollierte.
94 Hirsch (2019a), S. 282.
95 Rapp und Mutschler (2012), S. 75.

> *Eine Praktikantin, die dies bemerkt, verzieht ihr Gesicht, lacht und sagt: „Lecker." – „Dann hilft ihr doch", sagt Hans, der an einem anderen Tisch beschäftigt ist und die Szene beobachtet hat. Die Bewohnerin erhält einen neuen Teller Gulasch, das Dessert wird dieses Mal getrennt serviert.*

Eine Praktikantin bemerkt etwas, das ihr seltsam erscheint: das Verrühren der beiden Speisen. Sie macht einen ironischen Kommentar und schneidet eine Grimasse. Betreuer Hans beobachtet dies und weist die Schülerin zurecht: Statt sich lustig zu machen, solle sie der Bewohnerin lieber helfen.

In der Art, wie Hans hier interveniert, kommt zum Ausdruck, dass er die Reaktion der Praktikantin als unpassend empfindet. Das Verhalten der Bewohnerin ist ja nicht Ausdruck eigentümlicher Essgewohnheiten. Die Ursache ihres Verhaltens liegt in ihrer Krankheit. Dass demenziell erkrankte Menschen, wenn man ihnen mehrere Speisen gleichzeitig vorsetzt, oft alles miteinander vermengen, ist eine in Theorie und Praxis der Demenzbetreuung wohlbekannte Tatsache.[96]

In Hans' Verhalten kommt, genau wie in Inkas Intervention oben in der Gymnastikszene, eine beschützende Haltung zum Ausdruck. Ironie ist, das sei zusammenfassend festgehalten, im Umgang mit demenziell erkrankten Menschen sehr problematisch. Mit einer validierenden Haltung ist Ironie nur schwer zu vereinbaren.[97] Dies heißt nicht, dass man humorlos sein sollte. Nur eben diese Art von Humor – die für die Betroffenen beschämend und gesichtsbedrohend sein kann – sollte nach Möglichkeit unterlassen werden.

96 Vgl. Wojnar (2014), S. 135 ff.

97 Allerdings gibt es Ausnahmen. Manche Bewohner:innen liefern sich mit den Betreuungskräften lustige Frotzeleien, bei denen es teilweise recht „deftig" zugeht. Bewohner:innen dieses Typs machen nicht nur selbst gern provozierende Kommentare, sie sind auch in der Lage, spöttische Kommentare, ihre eigene Person betreffend, „einzustecken". Dies sollte aber nicht als der Normalfall betrachtet werden. Vgl. dazu unten, Abschnitt 5.6.

3.3 „Schlagfertigkeit" ist fehl am Platz

Um schlagfertige Erwiderungen berühmter Persönlichkeiten ranken sich viele Anekdoten. Eine Frau sagte zu *Churchill*, dem englischen Premierminister: „Wenn ich Ihre Frau wäre, würde ich Ihnen Gift in den Tee tun." *Churchill* antwortete: „Wenn Sie meine Frau wären, Madam, würde ich den Tee trinken."[98]

In der Interaktion zwischen gesunden Menschen spielt Schlagfertigkeit eine bedeutende Rolle. Sie gilt als Zeichen von Kreativität und Geistesgegenwart. Schlagfertige Erwiderungen sind eine Form des aggressiven Humors. Sie werden wohl auch deshalb als lustvoll empfunden, weil sie unseren Sinn für Gerechtigkeit befriedigen: Der oder die andere hat ja angefangen! Er oder sie hat bekommen, was er oder sie verdient hat.[99]

Auch hier handelt es sich um eine Form von Humor, die im normalen Alltagsleben durchaus ihre Berechtigung hat, die sich aber als störend, ja sogar als schädlich erweisen kann, sobald sie auf einer Demenzstation auftritt.

Menschen mit Demenz sind, wie man mit einem altmodischen Wort sagen könnte, „nicht satisfaktionsfähig". Sie haben nicht die geistige Schärfe und die sprachliche Ausdrucksfähigkeit eines gesunden Menschen. Zwar sind sie oft enthemmt. Es ist keine Seltenheit, dass das Personal zur Zielscheibe von Beleidigungen wird, etwa: „Du bist fett" oder „Du machst nur Mist".[100] Dies heißt aber nicht, dass es gerechtfertigt wäre, verbal zurückzuschlagen. Betreuungskräfte, die dies tun, verhalten sich unprofessionell. Betrachten wir die folgende Szene:

Einer meiner Humorkurse. Eine Teilnehmerin erzählt: Mit einer der Bewohnerinnen habe sie ständig Ärger. Letztens habe sie (die Erzählerin) sich an einer engen Stelle zwischen zwei Tischen hindurchzuzwän-

98 Vgl. Taylor (2013), S. 103.
99 Eine interessante Einführung in das Thema der Schlagfertigkeit gibt Titze (2018).
100 Vgl. die Beispiele in Sachweh (2008), S. 97.

gen versucht. Besagte Bewohnerin habe gegrinst und gesagt: „Haha, du kommst da nicht durch, du bist zu fett." Hierauf habe sie, die Erzählerin, der Bewohnerin erwidert, sie solle sich mal selbst im Spiegel anschauen. In dieser Situation habe sie die Lacher ganz auf ihrer Seite gehabt. Die Bewohnerin habe erst mal Ruhe gegeben.

Was zeigt das Beispiel? Eine Bewohnerin beleidigt eine Betreuerin und bekommt hierauf eine „Abreibung". Es handelt sich um ein „Bezahlen mit gleicher Münze", wie *Sigmund Freud* es ausdrückte, ein verbales Zurückschlagen mit voller Wucht.[101] Die Bewohnerin ist anschließend still.

Unter den Bedingungen des normalen Alltagslebens, das heißt in der Kommunikation unter Gesunden, wäre ein solches Verhalten zwar immer noch grob. Mögliche Rechtfertigungen könnten aber lauten: „Die andere hat angefangen", „Ich habe mich nur gewehrt", „Wie du mir, so ich dir", „Manchmal muss man so auftreten, um sich Respekt zu verschaffen".

Es ist klar, dass keines dieser Argumente überzeugen kann, sobald die Vorgänge auf einer Demenzstation zur Diskussion stehen. Professionalität setzt die Fähigkeit voraus, Dinge nicht persönlich zu nehmen.[102] Ein „Bezahlen mit gleicher Münze" widerspricht allen Regeln der Kunst. Die Herausforderung besteht ja darin, die Situation zu de-eskalieren, und nicht, Vergeltungsschläge auszuführen.

Betrachten wir nun ein Beispiel, in welchem die schlagfertige Erwiderung der Betreuungskraft etwas milder ausfällt als im obigen Beispiel:

Erika reinigt die Küche. Eine Bewohnerin betritt den Raum. Sie betrachtet Erika und sagt: „Du hast einen großen Hintern." – „Und Sie haben ein großes Mundwerk", kontert Erika. Die Bewohnerin verlässt verstört den Raum. „Gut, das hätte ich vielleicht nicht sagen sollen", sagt Erika zu mir. „Aber das geht jetzt schon den ganzen Tag so."

101 Freud (2009), S. 83.
102 Vgl. König und Zemlin (2020), S. 45.

Auch hier zeigt sich das enthemmte Verhalten der Bewohner:innen, dem die Betreuungskräfte oft ausgesetzt sind. Die Antwort der Betreuerin ist nicht ganz so brutal wie im obigen Beispiel. Dass ihr Verhalten nicht sehr professionell ist, scheint der Betreuerin selbst klar zu sein. Zu ihrer Entschuldigung führt sie an, dass sie diese Beleidigungen bereits den ganzen Tag über sich ergehen lassen muss.

Schlagfertigkeit auf einer Demenzstation ist, das können wir aus alledem lernen, höchst problematisch. Demenziell erkrankte Menschen sind oft enthemmt. Die Betreuenden werden zur Zielscheibe von allerlei Beleidigungen. Ein verbales Zurückschlagen ist aber ein absolutes No-Go. Schlagfertige Erwiderungen sind für demenziell erkrankte Menschen zerrüttend. Die Bewohner:innen sind darauf angewiesen, dass die Betreuenden ihnen auch in Problemsituationen ein Gefühl der Geborgenheit und der Zuneigung geben.

3.4 Zur Unangemessenheit belehrenden Humors

In der Literatur zum Thema des therapeutischen Humors ist oft zu lesen, man solle Humor einsetzen, um den Patient:innen Erkenntnisse zu vermitteln. Die therapeutisch Tätigen präsentieren den Patient:innen gewissermaßen ein komisch-verzerrtes Bild ihres Verhaltens, eine Karikatur. Dadurch wird diesen die Unvernünftigkeit ihres Tuns vor Augen geführt. Auf dem Weg über den Humor erkennen sie ihre negativen Verhaltensmuster und lernen – im Idealfall –, über sich selbst zu lachen.

Humor, so schreibt *Rolf-Dieter Hirsch*, kann einen Aha-Effekt auslösen.[103] Psychotherapeut:innen, die bei ihren Sitzungen Humor einsetzen, arbeiten gern mit Provokationen. Sie orientieren sich an der Überzeugung: Eine Person, die über ihre Symptome lacht, hat den

103 Hirsch (2019a), S. 35.

Bann der Krankheit durchbrochen und befindet sich bereits auf dem Weg der Heilung.[104]

Nun ist die Vorstellung, man könne Humor als Mittel der Erkenntnis einsetzen, in vielen Bereichen therapeutischer Praxis sicherlich gut und sinnvoll. Im Kontext der Betreuung demenziell erkrankter Menschen ist sie es nicht. Menschen mit Demenz sind nur in sehr begrenztem Maße lernfähig. Die Vorstellung, man könne sie „erziehen", ist irreführend und sollte aufgegeben werden.[105]

Dies ist aber gar nicht so einfach. Die Tendenz, andern eine Lektion zu erteilen, ist bei vielen von uns tief in die Gewohnheiten eingeschrieben. Eine Betreuungskraft, die im Rahmen der Interviews dazu befragt wurde, sagte: „Ich ertappe mich selbst manchmal dabei, dass ich die Leute erziehen will. Ich weiß gar nicht, wo das herkommt. Ich muss mir selber immer wieder sagen: Lass die Erzieherin zu Hause! Du kannst hier niemanden erziehen. Du kannst auch niemandem Erkenntnisse vermitteln. Nimm die Leute so, wie sie sind."

Dieser Beschreibung kann nur beigepflichtet werden. Menschen mit Demenz haben ihre eigene Erfahrungswelt, ihre eigenen Wahrheiten, ihre eigenen Vorstellungen. Man kann ihnen nichts „ausreden", und ebenso wenig kann man sie von etwas überzeugen. Versuche, erziehend auf demenziell erkrankte Menschen einzuwirken, führen zu sinnlosen Konflikten und sind für die Betroffenen eine (zusätzliche) Quelle der Verunsicherung.[106] Betrachten wir das folgende Beispiel:

Ich sitze im Schwesternzimmer und arbeite am Computer. Auf dem Gang geht Schwester Gertrud mit der Bewohnerin Frau Rupp vorbei. Frau Rupp ist soeben von der Schwester gewogen worden. Die Schwester wirft mir einen Blick zu und schimpft: „110 Kilo wiegt sie jetzt! ‚Oh, da hab ich ja abgenommen', sacht se." Gertrud lacht höhnisch. Frau Rupp blickt zerrüttet.

104 Frankl (1959), S. 725.
105 Herberg (2021b), S. 24. Ferner: Sachweh (2008), S. 223.
106 Vgl. Feil und de Klerk-Rubin (1990), S. 17 ff.

Die Bewohnerin Frau Rupp wird hier von der Pflegekraft Gertrud recht grob vorgeführt. Der eingesetzte Humor ist feindselig und grimmig. Die Schwester ist verärgert, dass Frau Rupp, die starkes Übergewicht hat, so wenig Einsicht zeigt. Anscheinend hat Frau Rupp, als sie auf der Waage stand, ihr aktuelles Gewicht fälschlicherweise als etwas Positives aufgefasst. Die Schwester ist hierüber empört. Spöttisch zitiert sie, was Frau Rupp gesagt hat. Sie spricht über Frau Rupp in Form der dritten Person. Dadurch wird der Vorgang besonders beschämend.[107]

Das Verhalten der Schwester ist das Gegenteil dessen, was man sich unter einem validierenden Verhalten vorstellt. Es ist ein Auftreten, das im Grunde besser in den Kontext der Besserungsanstalten vergangener Tage passen würde als in den einer modernen Betreuungseinrichtung.

Zum Glück ist ein solches Verhalten heute eher die Ausnahme. Erfahrene Betreuungs- und Pflegekräfte wissen, was man mit Humor bewirken kann – und was nicht. Demenziell erkrankte Menschen mit ihren Fehlern zu konfrontieren ist in jedem Falle unangemessen, auch wenn es mit den Mitteln des Humors erfolgt. Zwar kann Humor dazu eingesetzt werden, schwierige Situationen zu transformieren.[108] Die Kunst, Humor als heiteren Konfliktregulator einzusetzen, sieht aber ganz anders aus als in der oben beschriebenen Szene.

Verwenden Sie Humor, das sei hier noch mal ausdrücklich betont, nicht als Mittel der Erziehung! Demenziell erkrankte Menschen haben nicht die kognitive Fähigkeit zur Einsicht. Wo versucht wird, Humor mit dem Ziel der „Besserung“ einzusetzen, führt dies zu Situationen, die qualvoll und beschämend sind.

107 Das Kommunizieren über den Kopf der betreffenden Person hinweg ist ein häufig zu beobachtender Fehler im Umgang mit demenziell erkrankten Menschen. Vgl. König und Zemlin (2020), S. 47.

108 Dazu unten, Kapitel 5.

3.5 Die Gefahr des infantilisierenden Humors

In ihrem Buch „Schätzle hinsitze“ beschreibt die Pflegewissenschaftlerin *Svenja Sachweh* ein Phänomen, das sie als „Infantilisierung“ bezeichnet: Demenziell erkrankte Menschen würden oft als begriffsstutzig, als inkompetent betrachtet. Aus diesem Grunde werde mit ihnen so gesprochen, wie man mit Kindern spricht. Die Sprache, die die Pflegekräfte den Bewohner:innen gegenüber verwenden, sei eine Art Babysprache.[109]

*Sachweh*s Buch stammt aus dem Jahr 2000. In der beschriebenen Form und Häufigkeit dürfte das Phänomen heute wohl kaum noch anzutreffen sein. Dennoch handelt es sich um eine ernst zu nehmende Gefahr. Wer mit älteren Menschen arbeitet, hat Tendenzen einer infantilisierenden Redeweise sicher schon einmal bei sich selbst oder den Kolleg:innen beobachtet.

Zu den Merkmalen der verwendeten Babysprache zählen: die Reduzierung der Sprache auf einige wenige Wörter; eine übertriebene Sprachmelodie, vor allem ein Sprechen in den höheren Tonlagen; die ständige Verwendung des Pronomens „wir“ und der Gebrauch von Verniedlichungen („wir ziehen jetzt die Schühchen an“); sowie eine aufgesetzt wirkende, gleichbleibende Fröhlichkeit.

Die negativen Auswirkungen auf die Bewohner:innen sind gut erforscht. Infantilisierende Praktiken führen zu Problemen mit der Selbstachtung, zu abnehmender Aktivität und sinkender Lebenszufriedenheit. Mit einem wertschätzenden Betreuungsstil ist dies alles nicht zu vereinbaren.[110]

Die Gefahr der Infantilisierung gibt es auch im Bereich des Humors, wie das folgende Beispiel zeigt:

109 Sachweh (2000).
110 Ebd., S. 53 ff.

> *Eine Praktikantin ist mit uns im Spätdienst. Für jede Situation hat sie ein Sprichwort parat. Wir verteilen Getränke. Sie sagt: „Trink, trink, Brüderlein, trink." Wir singen. Sie sagt: „Mit Musik geht alles besser." Jemand möchte einen Apfel. Sie sagt: „Der Apfel fällt nicht weit vom Stamm." Die ganze Zeit lacht sie, als habe sie soeben etwas sehr Komisches gesagt. Sie spricht mit den Bewohner:innen mit verstellter Stimme, in einer Art Mickey-Mouse-Tonfall. Einige der Anwesenden wirken genervt.*

Die Heiterkeit der Praktikantin wirkt aufgesetzt. Ein echter humorvoller Austausch kommt hier nicht in Gang. Unangenehm ist das Verhalten der Praktikantin wohl auch deshalb, weil sie lacht, ohne dass es etwas zu lachen gibt. Die künstliche Fröhlichkeit, die verstellte Stimme, die Vereinfachung der Sprache, dies alles macht die Szene zu einem Beispiel für infantilisierenden Humor.

Nun haben Menschen mit Demenz durchaus eine Vorliebe für relativ einfachen, albernen, teilweise auch kindlichen Humor.[111] In der obigen Szene ist aber offenbar eine Grenze überschritten. Wo genau diese Grenze verläuft, lässt sich nicht eindeutig festlegen. Die Betreuungskräfte müssen stets genau beobachten, was bei den Bewohner:innen gut ankommt und was nicht. Dieses Prinzip wird im obigen Beispiel sträflich vernachlässigt.[112]

Fälle wie dieser waren im Haus *Erlenhof* die absolute Ausnahme. Die Mitglieder des Betreuungsteams waren sich der beschriebenen Gefahr bewusst und vermieden alles, was von den Bewohner:innen als infantilisierend hätte empfunden werden können.

Am deutlichsten wurde von der Betreuungskraft Inka – der Puppenspielerin – auf die Gefahren des infantilisierenden Humors hingewiesen. Sie sagte: „Manche Anfängerinnen glauben, der Einsatz von Puppen sei einfach. Sie glauben, man bräuchte den Leuten nur eine

111 Vgl. die Angaben dazu oben, in Abschnitt 1.5.

112 Zum Prinzip der ständigen (Selbst-)Beobachtung und Selbstreflexion in der demenztherapeutischen Arbeit vgl. Schmidt und Döbele (2013), S. 127 sowie unten, Abschnitt 7.5.

Puppe vor die Nase halten und mit verstellter Stimme sprechen. So einfach ist es aber nicht. Am schlimmsten ist es, wenn jemand Sachen sagt wie: ‚Seid ihr alle da', wie im Kasperle-Theater, das ist einfach nur schrecklich."

Als Fazit ist festzuhalten, dass Menschen mit Demenz das Bedürfnis haben, als erwachsene Personen behandelt zu werden. Von infantilisierendem Humor ist Abstand zu nehmen. Zwar ist zutreffend, dass demenziell erkrankte Menschen eine Vorliebe haben für einfachen und teilweise auch albernen Humor. Der eingesetzte Humor darf aber nicht dümmlich sein. Wichtig ist, immer genau zu beobachten, wie die eingesetzten Stimuli bei den Bewohner:innen ankommen.

4 Tipps für die humorvolle Gestaltung der Beschäftigungsangebote

Menschen mit Demenz benötigen Beschäftigung. Der Zugang zu interessanten, bedürfnis- und demenzgerechten Aktivitäten hilft beim Erhalt des Personseins.[113] Die gezielte Aktivierung der Bewohner:innen markiert den entscheidenden Unterschied zur Tristesse der Pflegeeinrichtungen früherer Zeiten.

Nachdem wir den Humor im vorangegangenen Kapitel von seiner negativen Seite her kennengelernt haben, wenden wir uns nun wieder den positiven Aspekten zu. „Heiterkeit ist der Himmel, unter dem alles gedeiht", sagte der Schriftsteller *Jean Paul*.[114] Humor, geschickt eingesetzt, hilft bei den demenztherapeutischen Aktivierungen. Er ist motivierend und stimulierend, und er sorgt für eine entspannte und positive Gruppenatmosphäre.

Die Durchführung der demenztherapeutischen Aktivierungen ist der Kernbereich der Aufgaben der Betreuungskräfte.[115] Das Spektrum der Aktivitäten umfasst unter anderem kognitives Training, Musizieren, Gymnastik, Basteln, Gartenarbeit, Gesellschaftsspiele, Aktivierungen mit Märchen sowie gemeinsames Kochen und Backen. Die positiven Wirkungen der Aktivierungen sind vielfältig. Durch sie wird der körperliche und geistige Verfall verlangsamt, es werden Erfahrungen der Selbstwirksamkeit gefördert, Verhaltensauffälligkeiten werden weniger und es steigt das allgemeine Wohlbefinden.[116]

Bei der konkreten Ausgestaltung der Aktivierungen haben die Betreuungskräfte große Entscheidungsspielräume. Sie achten darauf,

113 Vgl. Kitwood (2019), S. 85 ff.
114 Jean Paul Richter (2012), S. 88.
115 Vgl. Schmidt und Döbele (2013), S. 94.
116 Statt vieler: Mir et al. (2019).

dass die Teilnehmenden weder über- noch unterfordert sind. In ihrer Ausbildung zur Betreuungskraft nach § 43 b) SGB XI haben sie Kenntnisse darüber erworben, welche Aktivitäten sich für demenziell erkrankte Personen eignen. Zusätzlich recherchieren sie ständig nach geeigneten Ideen. Sie nutzen hierbei verschiedene Ressourcen, darunter eigene Materialsammlungen, die das Betreuungsteam der Einrichtung angelegt hat, sowie Lehrbücher und Praxishandbücher.[117]

Die Durchführung demenztherapeutischer Aktivierungen ist alles andere als einfach. Zunächst müssen die Bewohner:innen zum Mitmachen motiviert werden, was nicht immer leicht ist. Ferner muss dafür gesorgt werden, dass die Aufmerksamkeit der Teilnehmenden nicht nur geweckt wird, sondern auch über die ganze Zeit der Aktivierung hinweg aufrechterhalten bleibt. Auch ist darauf zu achten, dass niemand in Stress gerät und dass eine von Konkurrenz und Leistungsdruck freie Atmosphäre herrscht.

Humor ist eine große Hilfe, um diese Probleme zu lösen. Er ist einer der wichtigsten Bündnispartner der Betreuungskräfte. Humor erzeugt Aufmerksamkeit. Er hilft, die Teilnehmenden zu motivieren. Er ist ein Puffer gegen Stress und er steigert die Konzentrationsfähigkeit.[118]

Die positiven Wirkungen von Humor wurden auch in den Interviews immer wieder hervorgehoben. „Ohne Humor würde hier gar nichts laufen" und „Gut gelacht ist halb aktiviert" sind typische Aussagen erfahrener Praktiker:innen. Im Folgenden wollen wir einige Beispiele erörtern, die zeigen, was mit Humor alles möglich ist. Aus Platzgründen beschränke ich mich auf die vier Bereiche kognitives Training, Musizieren, Gymnastik und Basteln. Zu jedem dieser Bereiche werden je vier Handlungsempfehlungen gegeben.

Es ist klar, dass die Einsatzmöglichkeiten von Humor viel umfangreicher sind, als hier gezeigt werden kann. Die folgenden Ausführungen sind als Ermutigung für die Lesenden gedacht, selbst das eine oder

117 Etwa Eichenseer und Gräßel (2015); ferner: Radenbach (2014).

118 Vgl. die Angaben zu den therapeutischen Funktionen von Humor, oben in Abschnitt 1.4.

andere auszuprobieren und, aufbauend auf dem Beschriebenen, eigene Ideen zu entwickeln.

4.1 Kognitives Training

4.1.1 Stellen Sie amüsante Quiz- und Rätselfragen!

Übungen zum Training der kognitiven Fähigkeiten sind ein fester Bestandteil der demenztherapeutischen Arbeit. Geeignete Übungen tragen dazu bei, den Abbau der geistigen Fähigkeiten wenn nicht zu stoppen, so doch zu verzögern.[119] Zu den Fähigkeiten, die hierbei trainiert werden, zählen unter anderem das Sprachverständnis, logische und analytische Fähigkeiten, das Erinnerungsvermögen sowie Fähigkeiten des Wahrnehmens.

Ein Grundsatz, dem in der Praxis große Bedeutung zukommt, lautet: Die Aktivierungen sollten auf keinen Fall so ablaufen, dass die Teilnehmenden sich wie in der Schule vorkommen. Erfahrene Betreuungskräfte sorgen für eine entspannte, heitere und humorvolle Atmosphäre. Wichtig ist, dass man die Teilnehmenden nicht korrigiert.[120] Die Aufgaben sind nach Möglichkeit so zu gestalten, dass es nicht die *eine* richtige Lösung gibt, sondern viele mögliche Lösungen in Betracht kommen.

Eine häufig verwendete Methode sind Quiz- und Rätselfragen. Es ist klar, dass der Schwierigkeitsgrad auf die Teilnehmenden abgestimmt sein sollte. Die Quizfragen können unterschiedliche Formen annehmen. Beliebt sind Übungen wie das Erraten von Gegenständen, ferner sogenannte Lückengeschichten, in denen fehlende Wörter ergänzt werden sollen, sowie Fragen und Übungen rund um Sprichwörter. Zu allen genannten Varianten gibt es nützliche Bücher und Ideensammlungen, die teilweise mit sehr viel Humor gestaltet sind.[121]

119 Vgl. Werheid und Thöne-Otto (2006).

120 „Korrekturen frustrieren und führen auf kurz oder lang dazu, dass die Betroffenen sich nicht mehr trauen, sich einzubringen“, schreiben Haberstroh und Prantl (2011), S. 68.

121 Etwa Mallek (2021a) und (2021b) sowie Mallek und Schneider (2020).

Wie man das kognitive Training lustig und abwechslungsreich gestalten kann, zeigt das folgende Beispiel:

> *Erika hat die Gruppe im Kreis versammelt. Sie hält einen Stapel Kärtchen in der Hand (diese stammen aus dem Spiel „Haste Worte"). Sie liest Fragen vor. Einige der Fragen sind sachlich („Was kommt an einen Salat?") und werden von Erika in einem neutralen Tonfall vorgetragen. Bei anderen Fragen muss Erika schmunzeln. Sie lacht und sagt: „Was kann schmelzen?" – „Ich", sagt eine der Frauen, „wenn ich meinen Mann küsse." Kurz darauf fragt Erika, wieder mit einem erwartungsvollen Lächeln: „Ein anderes Wort für Streit?" – „Ehe", sagt jemand. Alle müssen sehr lachen. In der Gruppe herrscht eine heitere, lebhafte Atmosphäre.*

Erika praktiziert hier das, was wir oben als *aktivierenden* Einsatz von Humor bezeichnet hatten.[122] Sie stellt Fragen, von denen sie weiß, dass sie komisches Potenzial haben. Sie lacht. Ihre Fragen dienen als Stimuli, als komische Vorlagen, die verwendet werden, um die Teilnehmenden zu eigenen lustigen Ideen zu animieren.

Hervorzuheben ist ferner, dass die Aktivierung im vorliegenden Beispiel so gestaltet ist, dass auch Bewohner:innen mit sprachlichen Beeinträchtigungen sich daran beteiligen können. Um eine lustige Antwort zu geben, genügt hier ja eine knappe Antwort von einigen wenigen Wörtern, wenn nicht sogar von nur einem Wort Länge. Besondere Eloquenz ist dafür nicht erforderlich. Dies macht die Übung attraktiv und in hohem Maße demenzgerecht.

Im Haus *Erlenhof* hat die beschriebene Szene sich in ähnlicher Form viele Male wiederholt. Die Betreuungskräfte wussten, mit welchen Fragen sie die Bewohner:innen zu lustigen Antworten animieren konnten. Sie bemühten sich um ein geeignetes Mischungsverhältnis zwischen eher ernsten und eher heiteren Fragen. Fragen, die sich als heitere Stimuli bewährt hatten, wurden immer wieder gern eingesetzt.

122 Vgl. oben, Abschnitt 2.4.

Fazit: Das kognitive Training mit den Bewohner:innen erfolgt oft auf der Grundlage von Quiz- und Rätselfragen. Erfahrene Betreuungskräfte stellen neben ernsten Fragen auch solche, die lustige Antworten provozieren. Als Arbeitsmittel empfehlen sich die einschlägigen Bücher und Ideensammlungen oder auch ein Spiel wie „Haste Worte".[123] Kreative Betreuungskräfte denken sich ihre eigenen (Scherz-)Fragen aus. Humorvolle Stimuli, die sich bewährt haben, können auch bei zukünftigen Aktivierungen wieder eingesetzt werden.

4.1.2 Nutzen Sie lustiges Bildmaterial!

„Ein Bild sagt mehr als tausend Worte", so lautet ein chinesisches Sprichwort.[124] Durch die Verwendung visueller Medien kann man das kognitive Training auflockern. Wörter allein sind demenziell erkrankten Menschen oft zu abstrakt. Zeigt man ihnen jedoch Bilder, so wird das kognitive Training anschaulich und sinnlich ansprechend. Gerne verwendete Materialien sind Postkarten oder Fotos mit Motiven aus dem Alltag.[125]

Welche Möglichkeiten gibt es, humorvolles Bildmaterial einzusetzen? Oben hatten wir eine Untersuchung erwähnt, die an einer Klinik in London durchgeführt worden war.[126] In dieser Untersuchung war es darum gegangen, die Humorfähigkeiten demenziell erkrankter Personen zu testen. Zu diesem Zweck hatte man den Versuchspersonen Cartoons vorgelegt. Die Teilnehmenden sollten diese Cartoons auf ihre Witzigkeit hin beurteilen. Ergebnis: Der belustigende Effekt kam gar nicht zustande. Die Cartoons wurden nicht verstanden.

Dies heißt nun nicht, dass lustige Bilder für die Betreuung demenziell erkrankter Menschen prinzipiell ungeeignet wären. Die Bilder müssen aber auf den Geschmack und auf die kognitiven Fähigkeiten der Leute abgestimmt sein. Idealerweise sind die Bilder bunt, groß und so beschaffen, dass das Dargestellte leicht zu erkennen ist.

123 Kramer und Kiesling (2019).
124 Buissen (1997), S. 6.
125 Vgl. Eichenseer und Gräßel (2015), S. 10.
126 Clark et al. (2016); vgl. dazu oben, Abschnitt 2.2.

Auch ist wichtig, die Bilder humorvoll anzumoderieren und mit den Teilnehmenden ein heiteres Gespräch über das Dargestellte anzuknüpfen. Lustige Bilder allein haben, wenn man sie den Bewohner:innen zeigt, meist keine belustigende Wirkung. Ihre Komik muss erst, so könnte man sagen, zum „Leben" erweckt werden. Dies geschieht dadurch, dass man die Bilder in eine amüsante Konversation einbettet.

Das folgende Beispiel illustriert, was im Bereich der Aktivierung mit lustigen Bildern möglich und machbar ist:

Inka hat einen Stapel Bilder mitgebracht. Diese sind bunt und auf Karton aufgezogen. Sie kündigt an, die Bilder mit den Anwesenden betrachten zu wollen. Das erste Bild zeigt die „Mona Lisa". Es wird herumgereicht und kommentiert. Jemand sagt: „Ich glaube, das Bild ist berühmt."
Anschließend präsentiert Inka eine Darstellung der „Mona Lisa" in verkatertem Zustand, mit Zigarette im Mund. Sie lacht selbst darüber. Auch dieses Bild wird herumgereicht. In der Gruppe herrscht Heiterkeit. Inka stellt Fragen wie „Würden Sie sich so etwas aufhängen?" und „Wie gefällt Ihnen diese Version?".
In Inkas Fundus sind noch viele weitere Ideen dieser Art, darunter auch eine übergewichtige Version von Michelangelos „David" – mit Bauch. „Ich finde das unmöglich!", ruft eine der Teilnehmerinnen und lacht.

Bei der beschriebenen Szene handelt es sich um eine Aktivierung mit berühmten Kunstwerken. Präsentiert werden *Leonardo da Vinci*s „Mona Lisa" und andere Kunstwerke von Rang. Die Aktivierung verläuft nun nicht in einer kopflastigen oder anstrengenden Weise, im Gegenteil: Der Gruppe werden lustige Parodien präsentiert. Der eingesetzte Humor ist frech und dadaistisch.[127]

Die Betreuerin Inka sorgt dafür, dass die Anwesenden genug Zeit haben, die Bilder zu betrachten und ihren komischen Gehalt zu ge-

127 Das Internet ist reich an Bildern von parodierten Kunstwerken. Es gibt auch Bildbände dazu, etwa: Gehring (2010).

nießen. Durch das Herumreichen der Bilder in der Runde entsteht ein langsames Tempo. Die ganze Übung ist so organisiert, dass kein spezielles Vorwissen nötig ist. Inka zeigt erst die Originalversion und dann, als Gegenstück, die verballhornte Version. Auch wer die „Mona Lisa" (oder die anderen Werke) nicht kennt, kann doch den komischen Kontrast genießen.

Vergleichen wir das Beispiel nun mit einer Aktivierung, die von einer anderen Betreuerin durchgeführt wurde, nämlich der Betreuerin Monika. Der Humor, den Monika einsetzt, ist etwas ruhiger:

Monika führt eine Aktivierung durch, die unter dem Motto „Berühmte Clowns" steht. Sie legt das Lied „Oh mein Papa" ein und zeigt Bilder berühmter Clowns, darunter Charlie Rival, Grock und einige andere. Die Anwesenden lächeln. Jemand sagt schmunzelnd: „Als Kind, da war ich verrückt nach den Clowns." Es herrscht eine ruhige, aber doch heitere Stimmung.

Wie hier deutlich wird, kann man in der Betreuung demenziell erkrankter Menschen sehr unterschiedliche Arten komischen Bildmaterials einsetzen. Die Bilder, die Inka in dem Beispiel oben mitgebracht hat, sind schrill und bizarr. Die Bilder, die Monika hier verwendet, sind anders. Sie enthalten eigentlich keine „Pointe". Sie zeigen Gesichter bekannter Clownskünstler. Sie wecken Erinnerungen an heitere Erlebnisse und sorgen dadurch für eine humorvolle Stimmung, eine Stimmung, die heiter, gleichzeitig aber auch ruhig und beschaulich ist.

Lustige Bilder, so das Fazit, eignen sich gut für das kognitive Training. Die Bilder müssen aber auf die Bewohner:innen abgestimmt sein. Erfahrene Betreuungskräfte präsentieren das Material so, dass die Komik der Bilder zusätzlich verstärkt wird. Sie machen lustige Kommentare und verwickeln die Anwesenden in eine heitere Konversation.

4.1.3 *Die Verwendung lustiger Requisiten*

Neben der Verwendung von Bildern tragen auch Gegenstände und physische Objekte dazu bei, die Aktivierungen sinnlich anregend zu gestalten.[128] Das Befühlen, das Erkunden und Sortieren von Gegenständen erfüllen in der Demenzbegleitung viele wichtige therapeutische Funktionen.

Gegenstände haben, wie in der demenztheoretischen Literatur oft zu lesen ist, einen speziellen „Aufforderungscharakter“[129]. Sie laden dazu ein, sie zu berühren, sie zu erkunden, etwas mit ihnen zu machen. Auf diese Weise werden neben den kognitiven Kompetenzen der Bewohner:innen auch die haptischen und sensomotorischen Fähigkeiten aktiviert. Durch die Verwendung von physischen Objekten wird verhindert, dass ihre Sinne verkümmern.

Auf zwei Aspekte muss hierbei allerdings geachtet werden:

- Zum einen sollten die Übungen nicht zu monoton sein. Gegenstände, die bei demenztherapeutischen Aktivierungen recht oft zum Einsatz kommen, sind Steine, Blätter, Kastanien, Tannenzapfen, Nüsse und andere Naturmaterialien. Dies hat gewiss seinen eigenen rustikalen Charme. Es kann auf die Dauer aber auch als öde empfunden werden.[130]

- Ferner besteht beim kognitiven Training die Gefahr, dass die Übungen als peinlich, als beschämend empfunden werden könnten. Gerade von Berufsanfänger:innen wird diese Gefahr oft unterschätzt. Ein Arbeitsauftrag wie „Sortieren Sie diese Gegenstände nach Farbe und

128 Vgl. Spector et al. (2012), S. 20f.
129 Gatterer (2007), S. 240.
130 Satirisch verarbeitet wird dies in dem Film „Sein letztes Rennen“ mit dem Komiker Dieter Hallervorden aus dem Jahr 2013. Der Bewohner Herr Averhoff ist verzweifelt, weil er von den Betreuungskräften ständig zum Basteln von Kastanienmännchen animiert wird.

Größe" löst bei demenziell erkrankten Menschen oft Widerstand und Protest aus.[131]

Ein geeignetes Mittel, um diesen Gefahren vorzubeugen, ist Humor. Erfahrene Betreuungskräfte verwenden für ihre Aktivierungen lustige Requisiten, Scherzartikel und andere kuriose Gegenstände, die zum Lachen anregen.

Solche Gegenstände sind, mit einem Begriff von *Rolf-Dieter Hirsch*, wichtige „Humorwerkzeuge"[132]. Sie tragen dazu bei, die Aktivierungen aufzulockern. Auch lustige Requisiten haben den eben erwähnten „Aufforderungscharakter". Sie animieren dazu, mit ihnen zu spielen und allerlei Unsinn zu treiben.

Dass Menschen mit Demenz großes Vergnügen an nonverbalem Humor haben, ist eingangs bereits erwähnt worden.[133] Eine Demenzerkrankung bringt es mit sich, dass die sprachlichen Fähigkeiten verkümmern. Umso wichtiger werden Formen der Bildkomik, der Körperkomik, der Objektkomik. Durch lustige Requisiten wird Humor sichtbar, spürbar, sinnlich erfahrbar. Das folgende Beispiel illustriert dies:

> *Erika hat einen großen Korb mitgebracht. Darin befinden sich Obst und Gemüse, aber auch Lebensmittelattrappen (darunter Bananen und Tomaten aus Plastik, eine Nudelsuppe aus Wachs und viele andere Imitate). Erika lacht und sagt: „Schauen Sie, was mein Enkel in der Schule gebastelt hat!" Sie präsentiert eine Torte, die aus Pappmaschee gefertigt ist. Die Torte wirkt täuschend echt. Sie wird herumgereicht und bestaunt. Einige der Anwesenden lachen. Erika erzählt: „Mein Enkel hat mir mit dem Ding einen Streich gespielt. Ich dachte erst, die Torte sei echt!"*

131 Vgl. das Beispiel in Herberg (2021d). Eine noch unerfahrene Praktikantin führte eine Übung mit Wollknäueln durch. Diese sollten von den Bewohner:innen sortiert werden. Die Übung war den Teilnehmenden zu primitiv. Ein älterer Herr sprang empört auf und rief: „Idioten! Sind wir denn Idioten?"

132 Hirsch (2019a), S. 68.

133 Vgl. die Ausführungen oben in den Abschnitten 2.2 und 2.5.

Erika sagt nun: „Ich möchte gern ein Spiel mit Ihnen machen." Sie holt mehrere Tomaten aus ihrem Korb und fragt: „Welche sind echt, welche sind aus Plastik?" Die Aufgabe wird von den Anwesenden problemlos gelöst. In diesem Stil geht es weiter. Die Stimmung ist entspannt und fröhlich.

Die Szene zeigt, mit wie viel Geschick erfahrene Betreuungskräfte zu Werke gehen. Erikas Vorgehen macht deutlich, wie man die Aktivierungen interessant und abwechslungsreich gestalten kann. Lebensmittel und Obst werden beim kognitiven Training mit demenziell erkrankten Menschen recht häufig eingesetzt.[134] Erika gibt der Aktivierung eine besondere Note, indem sie zusätzlich Lebensmittelattrappen ins Spiel bringt. Lebensmittelattrappen sind Objekte, die als solche schon eine gewisse Komik haben. Dadurch wird die Aktivierung unterhaltsam und lustig. Durch Einfälle wie diesen wird vermieden, dass die Aktivierungen als stupide oder öde empfunden werden.

Auch der Gefahr, dass die Aktivierung einen peinlichen Charakter annehmen könnte, wird hier vorgebeugt.[135] Die Übung wird als lustiges Spiel gestaltet. Die Aktivität wird so organisiert, dass sie nicht so sehr als Training, sondern als lustiges Gesellschaftsspiel empfunden wird. Humor dient hier als Puffer gegen Stress und Leistungsdruck sowie gegen Versagensängste, Scham und Peinlichkeit.

Humor erfüllt im Rahmen des kognitiven Trainings also viele Funktionen. Er macht die Aktivierungen unterhaltsam und trägt dazu bei, dass kein Stress entsteht. Das Beispiel mit den Lebensmittelattrappen ist natürlich nur ein mögliches Beispiel von vielen (weiter unten werden wir noch verschiedene andere Arten von lustigen Requisiten kennenlernen, die zum Einsatz kommen können).

134 Vgl. Eichenseer und Gräßel (2015), S. 19.

135 Zu Humor als Mittel gegen Peinlichkeit und Scham vgl. Robinson (1999), S. 45 ff.; ferner Titze (1995) sowie oben, Abschnitt 1.4.

4.1.4 Aktivierungen mit Puppen

Unter den Requisiten, die die Betreuungskräfte verwenden, befinden sich auch Puppen. Puppen sind „beseelbare Objekte“[136]. In der demenztherapeutischen Arbeit hat sich der Einsatz von Puppen bewährt. Sie kommen bei Menschen mit Demenz gut an. Durch sie werden auch solche Bewohner:innen aktivierbar, die sonst nur schwer zu mobilisieren sind.[137]

Im Prinzip können viele Arten von Puppen zum Einsatz kommen, darunter bespielbare und nicht bespielbare Puppen, Puppen in Kindergestalt sowie solche in Gestalt von Märchenfiguren. Sehr beliebt sind die sogenannten Klappmaulpuppen. Sie werden speziell für die Arbeit mit demenzbetroffenen Menschen hergestellt und sind bespielbar. Sie haben ein niedliches Aussehen, sind aus flauschigem Material gefertigt und laden dazu ein, sie zu berühren und zu streicheln.

Wo Puppen im Spiel sind, dort ist Humor nicht fern. Oft sehen die Puppen schon so aus, als müssten sie jeden Moment etwas Komisches tun: „In ihrem Gesichtsausdruck ist häufig eine Frechheit und Neugier gegenwärtig, die wie ein leises Versprechen wirkt, das eingelöst werden will“, schreibt der Puppenspieler *Olaf Möller*.[138]

Lustige Aktivierungen mit Puppen laufen meist so ab, dass die Puppe die Anwesenden in ein heiteres Gespräch verwickelt. Sie stellt Kontakt her. Vielleicht stellt sie kindlich-naive Fragen zu bestimmten Themen oder möchte, dass die Teilnehmenden ihr etwas beibringen, zum Beispiel ein Lied. Die Puppe wird als Kind präsentiert bzw. als ein Geschöpf, das vieles noch nicht weiß, das schüchtern ist, manchmal aber auch altklug, das unsicher ist, aber auch frech. Hierdurch entsteht Komik.

Unter den Betreuungskräften gibt es einige, die es auf dem Gebiet des Puppenspiels zu besonderer Könnerschaft gebracht haben. Ein Beispiel ist die Betreuungskraft Inka. Inka nahm regelmäßig an entspre-

136 Fooken (2012), S. 50; vgl. auch die Beiträge in Petzold (1983).

137 Vgl. Deutscher (2017). – Der Stand der Wirksamkeitsforschung zum demenztherapeutischen Einsatz von Puppen wird erörtert in Roes et al. (2019a), S. 125–128.

138 Möller (2007), S. 10.

chenden Fortbildungen teil. In ihrer Sammlung befanden sich alle nur denkbaren Arten von Puppen, darunter auch lustige Märchenfiguren. Betrachten wir die folgende Szene:

> *Inka hat ihre Handpuppen mitgebracht. Sie trägt das Märchen „Schneewittchen" vor. Es treten auf: die böse Stiefmutter, das Schneewittchen, die Zwerge. Die Zwerge sagen: „Wer hat von meinem Tellerchen gegessen?", „Wer hat aus meinem Becherchen getrunken?", „Wer hat mein Messerchen benutzt?" usw. Plötzlich tritt, als siebter Zwerg, der Kasper auf und sagt: „Wer hat in mein Töpfchen gemacht?" Dies löst bei den Bewohner:innen Entsetzen, aber auch Heiterkeit aus. Der Kasper wird getadelt, dass man so etwas nicht sagen soll.*

Die Art, wie Inka hier Komik erzeugt, funktioniert so: Der Puppe (hier: dem Kasper) wird die Rolle des Schelms, des Querulanten zugewiesen. Die Puppe sagt Dinge, die man eigentlich nicht sagen sollte, etwa etwas aus dem Fäkalbereich oder Schimpfwörter und Kraftausdrücke. Die Anwesenden finden dies sehr lustig. Sie beteiligen sich an dem Spiel. Sie korrigieren die Puppe und versuchen, sie zu erziehen. Hierbei werden die „verbotenen" Wörter dann aber natürlich doch wieder benutzt usw., was allen Beteiligten viel Vergnügen bereitet.[139]

Damit dies alles nicht ins Infantile abgleitet, ist große Könnerschaft nötig. Nur durch viel Übung entsteht der sogenannte „Puppeneffekt", der Effekt also, dass die Puppe lebendig erscheint.[140] Die Betreuungskraft Inka besitzt dieses Können.

Nach allem darf festgehalten werden, dass das Erlernen des Puppenspiels eine Investition ist, die sich gewiss lohnt. Im Handumdrehen lässt sich durch die Puppen eine lustige und amüsante Atmosphäre herbeizaubern. Kognitive Aktivierungen unter Zuhilfenahme von

139 Menschen mit Demenz entwickeln oft – wir hatten bereits darauf hingewiesen – eine Vorliebe für Kraftausdrücke und für Fäkalhumor. Vgl. Herberg (2021a); ferner: Schmidt und Döbele (2013), S. 39, sowie oben, Abschnitt 1.5.

140 Fooken (2012), S. 156.

Puppen haben etwas Leichtes, etwas Verspieltes und Vergnügliches. Gefühle von Leistungsdruck und Stress rücken in weite Ferne.

Betreuungskräfte, die das Puppenspiel für sich entdeckt haben, berichten meist viel Positives. Für viele von ihnen wird die Puppe nach und nach zur „zweiten Haut". Sie können sich die Demenzarbeit ohne Puppe gar nicht mehr vorstellen. Insbesondere Betreuungskräfte, die sonst eher schüchtern sind, profitieren vom Gebrauch der Puppen. Oft entdecken sie an sich selbst eine ganz neue Seite. Mit der Puppe in der Hand fällt es ihnen viel leichter, aus sich herauszugehen, frech und witzig zu sein, sich zu exponieren.

4.2 Humor und Musik

4.2.1 Komische Spaßlieder singen

Musik gilt als der „Königsweg" in die Herzen demenziell erkrankter Menschen.[141] Trotz der Krankheit sind die musikalischen Fähigkeiten oft noch gut erhalten. In vielen Fällen sind die Betroffenen immer noch in der Lage, komplette Lieder mitsamt Text aus ihrem Gedächtnis abzurufen. Dies sorgt bei Angehörigen und Betroffenen immer wieder für Verblüffung.[142]

Beim gemeinsamen Singen und Musizieren trainieren die Bewohner:innen viele Fähigkeiten, darunter die Konzentrationsfähigkeit und die Fähigkeit zur Verarbeitung von akustischen Reizen. Im Übrigen vermittelt Musik positive Gruppenerlebnisse. Wenn man die Musikstunde entsprechend gestaltet, gelangen die Teilnehmenden in einen Zustand der Hingabe und Freude. Sie fühlen sich kompetent und lebendig.[143]

Auch beim Musizieren spielt Humor eine wichtige Rolle. Er hilft, eine lustige und beschwingte Atmosphäre zu schaffen. Musik bietet viele Möglichkeiten dafür. Man kann lustige Requisiten einsetzen. Be-

141 Wißmann (2010), S. 9.
142 Vgl. Pechau (2011), S. 21.
143 Vgl. Kersten (2019); ferner den Literaturüberblick bei: Roes et al. (2019a), S. 121–125.

kannte Lieder werden gemeinsam verballhornt und ins Lustige gezogen. Auch kann man mit den Bewohner:innen allerlei Spaßlieder singen. Betrachten wir die folgende Fallvignette:

> *Musizieren mit Hans. Den Auftakt bildet der Song „Der wilde, wilde Westen" der Gruppe* Truck Stop, *der von einer CD abgespielt wird. Hans singt dazu. Anschließend kündigt er an, den nächsten Song werde er gurgeln. Tatsächlich nimmt er einen Schluck Wasser in den Mund und gurgelt die Melodie von „Drei Chinesen mit dem Kontrabass". Dies erzeugt Heiterkeit. Das Lied wird anschließend gemeinsam gesungen, auch die dazugehörigen Strophen: die Strophe, in der alle Vokale durch ein „i" ersetzt werden, die Strophe mit dem „a" und die mit dem „u". Hans animiert die Teilnehmenden, während des Singens Grimassen zu schneiden. Es herrscht eine fröhliche und beschwingte Stimmung.*

Was zeigt das Beispiel? Zu Beginn der Aktivierung wird ein Song von einer CD gespielt. Das Lied „Der wilde, wilde Westen" ist ein Partysong der Gruppe *Truck Stop* aus dem Jahr 1978, der vielen älteren Menschen noch in guter Erinnerung ist. Er ist unbeschwert und vermittelt gute Laune. Durch ein Lied wie dieses, das seinerzeit viel bei geselligen Anlässen (etwa bei Partys oder im Fasching) gespielt wurde, kann man Menschen mit Demenz relativ schnell in eine fröhliche Stimmung versetzen.[144]

Anschließend präsentiert Hans ein kleines Kunststück. Das Lied „Drei Chinesen mit dem Kontrabass" wird von ihm – zur Belustigung der Anwesenden – gegurgelt.

Dies bildet den Auftakt für das gemeinsame Singen des Lieds. Bei dem Lied handelt es sich um ein bekanntes Spaßlied. Beim zweiten, dritten und vierten Durchlauf werden alle Vokale durch ein „i", ein „a" und ein „u" ersetzt. Dadurch entsteht eine Komik, die sich ganz im Bereich des Harmlosen, des Karnevalesken bewegt. Hans unterstreicht die Komik, indem er die Gruppenmitglieder animiert, Grimassen zu schneiden.

144 Vgl. die Darstellung in Peters (2018), S. 13 ff.

Spaßeinlagen wie diese erfüllen viele Funktionen. Sie können eingesetzt werden, um die Aufmerksamkeit der Teilnehmenden, wo sie nachzulassen droht, wieder wachzurufen. Darüber hinaus kann Humor auch als heiterer „Eisbrecher" dienen. Manche Bewohner:innen haben eventuell Hemmungen zu singen. In einer heiteren und albernen Atmosphäre, so wie Hans sie hier erzeugt, lösen solche Hemmungen sich schnell auf.

Nicht nur Hans, auch die anderen Betreuer:innen im Haus *Erlenhof* sangen mit den Bewohner:innen Spaßlieder. Inka sang oft das Lied „Grün, grün, grün sind alle meine Kleider". Hierbei erfand sie ihre eigenen Varianten und animierte die Teilnehmenden zu eigenen lustigen Ideen.

Dies ging folgendermaßen vor sich. Inka sang: „Kariert, kariert, kariert sind alle meine Kleider", oder auch: „Aus Wolle, aus Wolle, aus Wolle" usw. – Sie überließ es den Teilnehmenden, sich darauf einen Reim zu machen, das heißt, an der Stelle „Darum mag ich alles, was kariert ist" hielt sie inne und machte eine Pause. Jemand aus der Gruppe äußerte die Idee: „Weil mein Schatz ein Schotte ist", und bei der „Wolle"-Variante sang jemand: „Weil mein Schatz ein Schafskopf ist".[145]
Spaßlieder wie „Drei Chinesen mit dem Kontrabass" oder „Grün, grün, grün sind alle meine Kleider", so das Fazit, sind Teil der deutschen Liedkultur. Humorvolle Betreuungskräfte nutzen diese Lieder, um die Bewohner:innen in ein lustiges Spiel zu verwickeln. Kreativ greifen sie die in den Liedern enthaltenen komischen Ideen auf und entwickeln sie weiter.

4.2.2 Amüsante Aktivierungen mit Schlagern

Die Generation der heute 70- bis 90-Jährigen ist eine Generation, die in ihrem Leben viel Schlagermusik gehört hat. „Nach dem Krieg halfen deutsche Evergreens, die Bundesbürger wieder in Stimmung zu

145 Man beachte die Ähnlichkeit des Beispiels mit den oben in Abschnitt 4.1.1 erörterten Quizfragen. Die Betreuungskräfte denken sich lustige Stimuli aus, um die Bewohner:innen zu eigenen humorvollen Einfällen zu animieren.

bringen", schreibt das Magazin *Der Spiegel*. „Der leichte, beschwingte Schlagersound, der an deutsche Vorbilder aus den zwanziger und dreißiger Jahren anknüpfte, traf genau den Geist der Zeit."[146]

Bei Menschen mit Demenz wecken Schlager – wenn man sie geschickt auswählt – viele positive Erinnerungen. Oft sind sie schon von ihrer Machart her humoristisch angehaucht. Sie changieren zwischen Spaß und Ernst, zwischen Kunst und Kitsch, zwischen Glamour und Trash. Viele deutsche Schlager sind eingedeutschte Versionen englischsprachiger Vorbilder, was ihnen oft ihre ganz eigene Komik verleiht.

Im Haus *Erlenhof* kamen bei den musikalischen Aktivierungen oft Schlager zum Einsatz. Besonders mochten die Bewohner:innen die Lieder von *Udo Jürgens*. Auch *Gunther Gabriel*, der deutsche Nacheiferer des amerikanischen Sängers *Johnny Cash*, stand auf dem Programm. Die Gruppe *Truck Stop* wurde oben schon erwähnt. Songs wie „Der wilde, wilde Westen" und „Take it easy, altes Haus" brachten die Bewohner:innen immer wieder zum Lachen.

Es ist klar, dass man sich bei der Auswahl der Schlager am Geschmack der Bewohner:innen orientieren sollte. Je nachdem, aus welcher Generation die Leute stammen, haben sie unterschiedliche Vorlieben. Auch das soziale Milieu spielt eine Rolle. Dies alles gilt es zu beachten.[147]

Die Möglichkeiten der Aktivierung mit Schlagern sind vielfältig. Man kann die Teilnehmenden dazu auffordern, die Schlager mit Rasseln und anderen Percussioninstrumenten zu begleiten. Man kann sich zur Musik bewegen, man kann gemeinsam den Refrain singen und vieles mehr.[148]

Bewährt hat es sich, rund um die Schlager lustige Quizfragen zu stellen. Hierfür gibt es zahlreiche Materialsammlungen.[149] Man kann fragen: „Gesucht wird der Titel eines Schlagers. Waren es 99 Lutsch-

146 Grabowsky und Lücke (2008).
147 Vgl. Kiewitt (2005).
148 Vgl. Peters (2018).
149 Etwa das „Pocket Quiz Schlager" (Hamann 2019).

bonbons, 99 Luftballons oder 99 Pappkartons?“ Oder man fragt: „Die Sonne scheint bei Tag und Nacht. Wie geht es weiter?“ (Die Antwort lautet: „Eviva España“, ein Song aus dem Jahr 1972.)

Manche Betreuungskräfte machen das Thema „Schlager“ zu ihrem persönlichen Hobby. Sie haben eine umfangreiche Sammlung von Schlagern, sie haben zu allen Songs eine kleine Geschichte parat, sie besitzen Fotos der Sänger:innen, kurz: Sie sind echte Schlagerexpert:innen:

> *Ein Teilnehmer eines meiner Kurse erzählt: „Humor in der Demenzbetreuung, für mich hat das vor allem mit Musik zu tun. Es gibt viele lustige Sachen, man muss sie nur parat haben. Eine Nummer wie ‚Da sprach der alte Häuptling der Indianer‘ ist eine echte Perle. ‚Marmor, Stein und Eisen bricht‘ und das ‚Bett im Kornfeld‘ kann man auch immer wieder bringen. Viele Schlager sind so albern, es sind eigentlich musikalische Witze.“*

Auch hier wird man darauf achten müssen, die Bewohner:innen mit dem Material nicht zu „überfahren“. Ebenfalls ist wichtig, dass man nur solche Sachen verwendet, mit denen man sich selbst bis zu einem gewissen Grad identifizieren kann. Wer den genannten Liedern selbst nichts abgewinnen kann, der tut gut daran, sich nach etwas anderem umzusehen.

Erfahrene Betreuungskräfte nutzen die Komik der Schlager, um die Bewohner:innen zu kreativen Ideen zu animieren. Einige von ihnen denken sich gemeinsam mit den Teilnehmenden eigene Texte zu den Schlagern aus.[150] Teilweise geschieht es, dass die Beteiligten die Lieder selbst humorvoll weiterentwickeln und sie satirisch abwandeln, und zwar oft auch ohne, dass man sie speziell dazu ermutigen muss:

> *Die Musikgruppe der Betreuungskraft Erika läuft heute etwas aus dem Ruder. Fast alle Lieder werden von den Teilnehmenden verballhornt.*

150 Vgl. Peters (2018), S. 13.

Aus Udo Jürgens' *„Siebzehn Jahr, blondes Haar" machen die Anwesenden „Siebzig Jahr, graues Haar". Der Schlager „Mit 66 Jahren, da fängt das Leben an" wird umgedichtet zu „Mit 96 Jahren, da fängt das Leben an". Erika lacht mit. Auch Anwesende, die anfangs desinteressiert gewirkt hatten, beginnen aufzutauen.*

Die Szene zeigt, dass Menschen mit Demenz trotz ihrer Krankheit oft über beachtlichen Humor verfügen. Ein Song wie „Siebzehn Jahr, blondes Haar", in einem Altenheim gespielt, erzeugt natürlich seine eigene Komik. Diese Komik wird von den Anwesenden erkannt und aufgegriffen. Lustvoll verballhornen sie den Song.

Zusammenfassend kann man sagen: Schlager haben in der Demenzbetreuung einen wichtigen Stellenwert. Wer sich mit Schlagern auskennt, der hat für jeden Anlass den passenden Song parat. Manche Schlager sind so kitschig, dass sie dazu herausfordern, sie zu parodieren. Lustige Verballhornungen von Schlagern sind ein Humor, der bei vielen Bewohner:innen gut ankommt.

4.2.3 Auch hier: Lustige Requisiten

Über die Bedeutung lustiger Requisiten in der Arbeit mit demenziell erkrankten Menschen haben wir bereits einiges erfahren.[151] Komische Objekte machen Humor sinnlich erfahrbar. Sie machen ihn sichtbar, spürbar und (in manchen Fällen) auch hörbar. Lustige Requisiten sind wichtige Humorwerkzeuge. Sie dienen als Mittel der Kontaktherstellung und als heitere Stimmungsaufheller.

Auch beim gemeinsamen Musizieren können die unterschiedlichsten Arten von Requisiten zum Einsatz kommen. Betrachten wir folgendes Beispiel:

Monika kommt mit einer großen Tasche. Auf dem Programm steht Singen und Musizieren. Die Tasche wird auf den Tisch gestellt und ausgepackt. Es finden sich viele nützliche Gegenstände darin, darun-

151 Vgl. oben, Abschnitt 4.1.3.

> *ter Rasseln, eine Triangel, kleine Trommeln und andere Percussioninstrumente. Ebenfalls in der Tasche ist eine Kuhglocke. Monika blickt erstaunt. Sie sagt: „Was haben wir denn da?" Sie hält die Kuhglocke hoch. Der Anblick des Utensils erzeugt Heiterkeit. „Süßer die Glocken nie klingen", sagt Frau Meiser.*

Durch die Kuhglocke in der beschriebenen Szene entsteht das, was man als komischen „Rahmenbruch" bezeichnet.[152] Eine Kuhglocke als solche ist zwar im Prinzip nicht besonders komisch. Sie wird es aber dann, wenn sie sich in einer Tasche mit kleinen Musikinstrumenten für das Seniorensingen befindet.

Manche Humortheoretiker:innen sind der Meinung, es sei genau dies, was das Wesen aller Komik ausmacht: das Zusammentreffen von Ereignissen und Dingen, die – so der Fachausdruck – „inkongruent" sind, die unvereinbar erscheinen. „Wenn ich meinen Kühlschrank öffne und darin einen Ball vorfinde, dann ist es gut möglich, dass mich diese Inkongruenz zum Lachen bringt", schreibt der Humorforscher *J. Morreall.*[153] Kühlschrank und Ball sind Dinge, die nicht so recht zusammenpassen.

Genau dies ist auch in der obigen Szene der Fall. Die Kuhglocke in der Tasche der Betreuerin erscheint auf skurrile Weise deplatziert. Der fragliche Gegenstand stammt nicht aus der Welt der Seniorenbetreuung, sondern aus der Welt ländlicher Tierhaltung. Dies erzeugt Komik.

Allerdings muss diese Komik – wir hatten oben bereits darauf hingewiesen – durch die Betreuungskräfte zum „Leben" erweckt werden. Die komischen Gegenstände müssen, um ihre Wirkung zu entfalten, in eine lustige Interaktion eingebettet werden. Die Betreuerin Monika tut dies, indem sie deutlich sichtbar ihre Überraschung zum Ausdruck bringt. Sie hält die Glocke hoch. Sie fragt: „Was haben wir denn da?"

152 Wirth (2003), S. 163.
153 Morreall (1983), S. 64 (Übersetzung des obigen Zitats: M.H.). Zur sogenannten Inkongruenztheorie des Humors vgl. auch Hirsch (2019a), S. 45 f.

Den Anwesenden wird Gelegenheit gegeben, humorvolle Kommentare beizusteuern.

Welche weiteren Objekte können eingesetzt werden, um Komik zu erzeugen? Ein beliebtes *Gimmick* sind kleine Dosen zum Erzeugen von Tierstimmen. Ein Beispiel hierzu:

> *Ein Seminarteilnehmer erzählt: Zur Auflockerung seiner Musikstunde verwende er gern eine „Muh-Dose" und andere Geräte zum Erzeugen von Tierstimmen. Meist gebe er einer der Bewohnerinnen die Muh-Dose in die Hand und fordere sie auf, diese zu bewegen. Das Geräusch erzeuge Verblüffung und Heiterkeit. Im Anschluss daran würden die Anwesenden von ihm dazu animiert, stimmlich verschiedene Tiere zu imitieren. Einige der Leute seien darin richtig begabt! Kleine lustige Aktivitäten wie diese seien ein wichtiges Mittel, die Musikstunde fröhlich und humorvoll zu gestalten.*

Dass das gemeinsame Imitieren von Tierstimmen bei demenziell erkrankten Menschen in der Regel gut ankommt, ist schon des Öfteren beobachtet worden.[154] Auch hier handelt es sich im Grunde um eine Komik der Inkongruenz: Das Miauen, Bellen, Meckern und Zwitschern stammen aus einer ganz anderen Welt; nicht aus der Welt eines Seniorenheims, sondern aus der Welt der Tiere.

Der Experimentier- und Spielfreude der Betreuenden, das sei zum Thema der Verwendung lustiger Requisiten beim gemeinsamen Musizieren festgehalten, sind keine Grenzen gesetzt. Neben den genannten Gegenständen können zum Einsatz kommen: lustige Flöten, Utensilien, wie sie zur Geräuscherzeugung bei der Vertonung von Stummfilmen verwendet werden und vieles mehr.

154 Vgl. Hänni (2012).

4.2.4 Verwenden Sie Humor im richtigen Moment und in der richtigen Dosis!

Bei der Anwendung von Humor in therapeutischen Zusammenhängen ist sorgfältig darauf zu achten, wie viel Humor man einsetzt und wann man dies tut: „Humor, zu viel, zu wenig oder falsch und zur unrechten Zeit eingesetzt, ist ungenießbar", schreibt der Humorexperte *Rolf-Dieter Hirsch*.[155]

Dies gilt auch für Humor im Rahmen der Musik. Musik gilt als das „Tor zur Welt der Gefühle"[156]. Musik ist nicht nur heiter. Sie umfasst das gesamte Spektrum menschlicher Emotionen. Sie stimmt uns froh, gibt uns aber auch Gelegenheit, unsere Melancholie und unsere Sehnsüchte auszudrücken. Manche Songs erzeugen sogenannte „chills", also emotionale Gänsehautmomente.[157] Dies alles gehört mit zum Personsein. Erfahrene Demenzbegleiter:innen wissen dies. Sie geben den Bewohner:innen Raum für Heiterkeit, aber auch für Gefühle der Traurigkeit.

Erforderlich ist daher ein angemessenes Mischungsverhältnis von Spaß und Ernst, von lustigen und etwas „gedämpfteren" Stimmungen. Spaß und Ernst schließen einander keineswegs aus. Zur Kunst der humorvollen Demenzbegleitung gehört die Fähigkeit, beides geschickt miteinander zu verbinden.

Betrachten wir dazu das folgende Beispiel. Zu Beginn des Abschnitts hatten wir ja bereits eine Szene besprochen, in der Hans mit seiner Musikgruppe singt und herumalbert. Der weitere Verlauf der Szene gestaltet sich nun so:

> *Hans hat an die Gruppe kleine Percussioninstrumente verteilt. Er spielt Songs von CDs, darunter weitere Songs der Gruppe* Truck Stop. *Die Bewohner:innen begleiten die Songs mit den Rasseln. Hans macht eine kurze Verschnaufpause. Er sagt: „Der nächste Song ist sehr*

155 Hirsch (2019a), S. 141.
156 Hörmann und Weinbauer (2010), S. 19.
157 Kersten (2019), S. 25.

> *gefühlvoll." Es erklingt „Griechischer Wein"* von Udo Jürgens. *Als das Lied zu Ende ist, herrscht Stille, einige der Bewohner:innen sagen „schön". Hans singt nun einige Volkslieder mit den Leuten, darunter „Kein schöner Land" und „Musi denn, musi denn". Die Stimmung ist melancholisch. Plötzlich holt Hans eine Glückwunschkarte hervor. Er klappt sie auf. Es ertönt Jodeln. Die Leute lachen. Die tönende Karte wird herumgereicht und bestaunt. Hans animiert die Teilnehmenden zu jodeln. Die Aktivierung endet heiter.*

Was wird hier deutlich? Auffällig ist, dass der Song „Griechischer Wein" im Verlauf der beschriebenen Aktivierung einen gewissen Wendepunkt markiert. Hatte zuvor eine fröhliche Stimmung geherrscht, so entsteht nun eine etwas ruhigere, besinnliche Atmosphäre.

Das Lied „Griechischer Wein" wurde im Haus *Erlenhof* recht oft gespielt. Die Bewohner:innen hörten es sehr gern. Der Song traf einen gewissen Nerv bei ihnen. So wie die Gastarbeiter in dem Song traurig sind, weil sie „immer träumen von daheim", so haben auch viele der Bewohner:innen Heimweh. Auch wenn dieses Gefühl meist nicht offen zur Sprache gebracht wird, ist es unterschwellig doch immer da.[158]

Wie die Szene zeigt, haben auch traurige Gefühle in Hans' Musikstunde ihren Platz. Dies gilt auch für das gemeinsame Singen der Volkslieder. Die erwähnten Lieder („Kein schöner Land" und „Musi denn") sind ja keineswegs lustig. Sie sind von wehmütigen Gefühlen geprägt. Hans gibt diesen eher „dunklen" Gefühlen Raum.

Dann, gegen Ende des gemeinsamen Musizierens, bringt Hans den Gag mit der jodelnden Glückwunschkarte. Auf diese Weise gelingt es ihm elegant, die Stimmung zu „drehen" und mit der Gruppe wieder in eine heitere und unbeschwerte Stimmung zurückzukehren.

Eine erfahrene Betreuungskraft sagte einmal: „Gefühle von Traurigkeit gehören mit dazu, aber ich würde meine Leute am Ende einer Aktivierung nur ungern in einem solchen Gefühl zurücklassen."

158 Vgl. Lüthi (2019).

Ähnlich scheint auch Hans es zu sehen. Seine Aktivierung beginnt humorvoll, und sie endet auch so. Zwischendurch gibt es Stimmungen der Melancholie, der Sehnsucht, der Träumerei. Durch seinen Humor sorgt Hans dafür, dass es zu keinem Zeitpunkt *zu* traurig wird. Geschickt werden die verschiedenen Emotionen ausbalanciert.

Musik, so das Fazit, umfasst die gesamte Palette menschlicher Empfindungen.[159] Keineswegs ist es so, dass immer alles lustig sein muss. Erfahrene Betreuungskräfte geben den Teilnehmenden auch Raum für Melancholie, für Träumerei und Sehnsucht. Humor dient dazu, das Geschehen zu moderieren und dafür zu sorgen, dass die Teilnehmenden am Ende wieder in eine positive Stimmung zurückgeführt werden.

4.3 Humor und Gymnastik

4.3.1. Erzählen Sie lustige Bewegungsgeschichten!

Eine Lehrerin für 43 b)-Kräfte sagte einmal während einer Fortbildung: „Bei der Gymnastik erlebt man immer wieder erstaunliche Szenen", und sie fügte lachend hinzu: „Die Bewohner sind ja oft viel gelenkiger als man selbst!" Tatsächlich verfügen viele ältere Menschen immer noch über beachtliche Beweglichkeit. Früher galt die Devise, Sport sei für hochaltrige Menschen nicht mehr geeignet.[160] Heute wird dies anders gesehen. Die körperliche Verfassung der meisten Bewohner:innen ist so, dass einfache Kraft-, Dehn- und Koordinationsübungen ohne Weiteres möglich sind.[161]

Wie heute allgemein anerkannt ist, profitieren auch ältere Menschen vom Sport. Aufgrund der eingeschränkten Geh- und Stehfähigkeit muss man die Gymnastik meist im Sitzen durchführen.[162] Dennoch ist vieles machbar. Sport hilft, die Beweglichkeit zu erhalten. Auch wirkt er sich positiv auf die mentale Verfassung aus. Der Wunsch,

159 Kersten (2010), S. 31 ff.
160 Vgl. Herberg (2016), S. 41 f.
161 Vgl. Morgenstern (2020).
162 Vgl. Eichenseer und Gräßel (2015), S. 29.

sich zu bewegen, ist bei vielen Senior:innen durchaus vorhanden. Im Idealfall verhilft die Gymnastik den Teilnehmenden zu einem lustvollen Erleben des eigenen Körpers.

Für den Sport mit demenziell erkrankten Menschen gibt es viele Möglichkeiten.[163] Man kann Musik einsetzen. Man kann Handgeräte verwenden, etwa Gummibänder oder Bälle. Man kann Bewegungsabläufe vorgeben, die von den Teilnehmenden nachgemacht werden. Man kann die Gymnastik aber auch so gestalten, dass die Bewegungen „frei" erfolgen, also ohne spezielle Vorgaben durch die oder den Übungsleiter:in.

Ein beliebtes Mittel, um die Gymnastik interessant zu gestalten, sind Bewegungsgeschichten.[164] Die Übungen werden hierbei in eine Erzählung eingebettet. Gerne verwendet werden Themen wie „Wir haben Waschtag" oder „Wir gehen ins Schwimmbad". Humorvolle Betreuungskräfte erfinden ihre eigenen Bewegungsgeschichten, wie im folgenden Beispiel:

> *Gymnastik mit Erika. „Das Thema für heute ist Arbeiten im Garten", sagt Erika. Sie wendet sich an eine der Frauen, eine Frau Mazurek. „Sie haben doch einen Garten", sagt sie. Frau Mazurek (die bereits bei vielen Gelegenheiten von ihrem Garten geschwärmt hat) bejaht dies. „Dann können Sie sicher jede Hilfe gebrauchen", sagte Erika. Frau Mazurek strahlt.*
> *Erika erzählt nun folgende Geschichte: Gemeinsam marschieren alle zu Frau Mazureks Garten (Stampfen mit den Füßen). Diese steht schon da und winkt (alle winken). Es werden Äpfel gepflückt, die sehr hoch hängen (gemeinsame Streckübungen) etc. – In der Gruppe herrscht Heiterkeit. Erika baut in die Erzählung allerlei Fragen an Frau Mazurek ein, etwa, ob sie auch einen Birnbaum habe und ob sie auch Hilfe beim Holzhacken brauche.*

163 Vgl. das Handbuch von Eichenseer und Gräßel (2015); ferner: Tittlbach et al. (2012) sowie Eisenburger (2016).

164 Vgl. die Vorschläge in Mallek und Schneider (2018).

Was wird hier deutlich? Erika gestaltet die Gymnastik humorvoll und vergnüglich. Sie erzählt eine Bewegungsgeschichte. In den Mittelpunkt dieser Geschichte stellt sie ein Thema, das für eine der Teilnehmer:innen – Frau Mazurek – von großer Bedeutung ist, nämlich der Garten, den diese einst besaß. Durch die Bezugnahme auf dieses persönliche Detail erhält die Aktivität eine freundschaftliche, eine humorvoll-augenzwinkernde Komponente.

„Wir müssen genau zuhören, was die Menschen von ihrem Leben erzählen, und die Informationen auch behalten", schreibt die Seniorentrainerin *M. Eisenburger*.[165] Das obige Beispiel zeigt, wie nützlich solche Informationen sein können. Dies gilt vor allem für Informationen, die bei den Bewohner:innen positive Gefühle auslösen. Die Art, wie Erika die Bewegungsgeschichte rund um Frau Mazureks Garten herum organisiert, zeugt von viel Kreativität und großer Sympathie für die Bewohner:innen.

Auch im folgenden Beispiel begegnen wir einer Betreuungskraft, die eine Bewegungsgeschichte vorträgt und diese humorvoll ausgestaltet:

> *„Wir sind in einer Schreinerei", sagt Hans zu seinen Teilnehmer:innen. „Der Chef hat gesagt, wir sollen zehn Bretter durchsägen." Alle Teilnehmenden machen nun Sägebewegungen. „Gut", sagt Hans. „Vom Chef kam gerade das Kommando, er braucht noch mal 20 Bretter." – „Der kann mir mal den Buckel runterrutschen!", ruft eine der Frauen. Dies sorgt für Heiterkeit. Hans gestaltet den weiteren Verlauf der Gymnastik nun so, dass Bewegungen gemacht werden, die Teilnehmenden aber zugleich auch zu humorvollen kleinen Schimpftiraden gegen den imaginären Chef animiert werden.*

Auch hier dient Humor dazu, die Gymnastik amüsant zu gestalten. Der eingesetzte Humor hat eine aggressive Komponente. Es ist ein Humor, der sich gegen Autoritäten richtet. Hans kennt „seine" Leute.

165 Eisenburger (2016), S. 22.

Sie stammen fast alle aus dem Arbeitermilieu. Humor gegen den Chef, gegen „die da oben“, spielt im Gefühlshaushalt der Teilnehmenden offenbar eine große Rolle. Hans nutzt dies, um mit den Bewohner:innen in eine humorvolle Interaktion einzutreten.[166]

Lustige Bewegungsgeschichten helfen, das sei an dieser Stelle festgehalten, die Gymnastik aufzulockern. Was die konkrete Ausgestaltung der Geschichten betrifft, so sind der Kreativität der Betreuenden kaum Grenzen gesetzt. Die Freude, die die Betreuungskräfte beim Erfinden und Ausschmücken der Geschichten haben, überträgt sich rasch auf die Teilnehmenden. Durch die lustigen Einfälle der Betreuenden wird die Gymnastik unter ein spielerisches Vorzeichen gestellt.

4.3.2 Gymnastik mit lustigen Requisiten

Eine weitere Möglichkeit, um die Gymnastik heiter und unterhaltsam zu gestalten, ist die Verwendung von albernem Spielmaterial. Auf die Bedeutung lustiger Requisiten wurde in den vorangegangenen Abschnitten ja schon mehrfach hingewiesen.[167] Auch bei den körperlichen Aktivierungen können allerlei kuriose Objekte zum Einsatz kommen.

Im Prinzip ist es allgemein üblich, beim Seniorensport kleine Handgeräte einzusetzen. Verwendet werden unter anderem Bälle, Gummibänder, Tennisringe, Gymnastikstäbe, Kegel, Tücher, Sandsäckchen und vieles mehr. Bewegungsübungen mit Objekten sind sinnlich anregend. Man trainiert auf diese Weise die Koordination, die Sensomotorik und die Geschicklichkeit.[168]

Eine Gymnastikstunde so zu organisieren, dass die Teilnehmenden mit Begeisterung bei der Sache sind, ist gar nicht so einfach. Wie man es besser *nicht* machen sollte, zeigt das folgende Negativbeispiel:

166 Zum Phänomen des proletarischen Humors, des Humors gegen „die da oben“, vgl. die klassische soziologische Studie von Willis (1983).

167 Vgl. oben, Abschnitte 4.1.3 und 4.2.3.

168 Vgl. Eisenburger (2016), S. 30 ff.

Eine Praktikantin führt ein gemeinsames Kegeln mit den Bewohner:innen durch. Eine Person nach der andern kommt an die Reihe, wobei der Rest der Gruppe untätig zusieht. Jedes Mal dauert es eine gefühlte Ewigkeit, bis die Kegel wieder aufgestellt sind und der Ball dem oder der nächsten Teilnehmer:in überreicht worden ist. Qualvoll zieht die Übung sich über mehr als 20 Minuten hin.

In der beschriebenen Situation fehlt, so könnte man sagen, der „Pfiff". Die Übung macht den Eindruck einer unangenehmen Pflichtveranstaltung. Eine positive Gruppendynamik kommt nicht in Gang. Das Beispiel bestätigt einmal mehr, dass für die Arbeit mit demenziell erkrankten Menschen viel Erfahrung nötig ist. Es reicht bei Weitem nicht aus, sich Übungen auszudenken und Anweisungen zu geben. Man muss auch eine geeignete Atmosphäre schaffen.

Ein möglicher Weg, dies zu bewerkstelligen, ist die Verwendung lustiger Requisiten. Die Komik der eingesetzten Gegenstände lässt sich nutzen, um die Spielfreude der Teilnehmenden zu wecken. Neben handelsüblichen Scherzartikeln (wie bspw. Glibbermasse) können auch Alltagsgegenstände verwendet werden, die in humorvoller Weise zweckentfremdet werden. Verdeutlicht sei das an einem Beispiel:

Monika kündigt ein Spiel mit Wäscheklammern an. „Wäscheklammern", erklärt sie, „eignen sich gut als Sportgeräte." Diese Ankündigung löst Verwunderung, aber auch Belustigung aus. Das Spiel funktioniert nun so: Alle sollen in möglichst kurzer Zeit möglichst viele Klammern an sich selbst befestigen. In der zweiten Runde des Spiels geht es darum, möglichst viele Klammern an der Sitznachbarin bzw. dem Sitznachbarn zu befestigen. Es wird viel gelacht.

Monika trifft hier offenbar den „Humor-Nerv" der Gruppenmitglieder. Wäscheklammern, sonst ein eher unscheinbares Utensil des täglichen Gebrauchs, lassen sich auch als lustiges Spielmaterial nutzen. Dies erzeugt Heiterkeit. Auch die kleinen Körperkontakte mit der oder dem Partner:in beim Anheften der Klammern an der Kleidung haben etwas Neckisches und Albernes.

„Der spielerische Umgang mit bekannten Gegenständen in einer anderen als der gewohnten Weise […] bringt Spaß, Freude und Humor in die Übungsstunde", schreibt *M. Eisenburger*.[169] Das Beispiel mit den Wäscheklammern ist natürlich nur eine Möglichkeit von vielen. Engagierte Betreuungskräfte überlegen sich ständig neue Ideen. Sie recherchieren im Internet, tauschen sich mit Kolleg:innen aus und durchstöbern die Fachliteratur.

Lustige Requisiten, so das Fazit, spielen auch bei der Gymnastik eine wichtige Rolle. Menschen mit Demenz mögen Clownerie, Slapstick und körpernahen Humor. Durch den geschickten Einsatz von lustigen Requisiten lässt sich schnell eine heitere und motivierende Stimmung in Gang bringen.

4.3.3 Lustige Tänze und komische Pantomime

Werfen wir nun einen Blick auf körperliche Aktivitäten, die nicht angeleitet sind, sondern frei erfolgen. In vielen Fällen läuft die Gymnastik so ab, dass die Betreuungskraft die Teilnehmenden anleitet. Den Leuten wird gesagt, was sie tun sollen. Gewiss, man kann diese Anleitungen lustig gestalten. Die bisher erwähnten Beispiele illustrieren dies ja. Für die Bewohner:innen ist es aber wohltuend, wenn ab und zu auch Aktivitäten durchgeführt werden, die den Charakter des Spontanen, des Offenen haben.

In einem Interview mit einer seit vielen Jahren praktizierenden Betreuungskraft findet sich folgende Erläuterung dazu:

> *„Man muss sich einmal in die Leute hineinversetzen. Eigentlich hören sie den ganzen Tag lang Anweisungen. Ich finde es wichtig, dass die Leute auch einmal etwas machen* ohne *Anweisungen. Etwas, wo sie sich ganz dem Spiel hingeben können. Etwas, das von selber läuft. Die*

169 Ebd., S. 95.

Gymnastik bietet eigentlich viele Gelegenheiten dazu, man muss diese Gelegenheiten aber erkennen."

Wie sieht dies nun in der Praxis aus? Ein Beispiel ist die weiter oben geschilderte Tanzszene mit Hans und Frau Thiel.[170] Erinnern wir uns: Hans hat die Bewohner:innen im Kreis versammelt. Die meisten sitzen im Rollstuhl. Es läuft eine CD mit Tänzen. Hans beugt sich zu den Bewohner:innen herunter und macht schwingende Bewegungen mit den Armen mit ihnen. Durch sein gesamtes Ausdrucksverhalten vermittelt Hans Heiterkeit.

In dieser beschwingten Atmosphäre erhebt sich die sonst eher apathisch wirkende Frau Thiel, um einen „richtigen" Tanz mit Hans zu tanzen. Sie übernimmt dabei die Führung. Sie lacht. Sie ist in ihrem Element, es ist offensichtlich, dass das Tanzen ihr Freude bereitet. Die Situation hat – wie oben ausgeführt – etwas Freies, Spontanes und Erfrischendes.

Szenen wie diese, in denen demenziell erkrankte Menschen sich als begeisterte Tänzer:innen erweisen – oft zur Überraschung der Anwesenden –, sind vielen Betreuungskräften aus eigener Anschauung bekannt.[171] Die Musik hat eine aktivierende Wirkung. Die Tanzbewegungen sind im Leibgedächtnis gespeichert. Menschen, die sonst eher apathisch erscheinen, bewegen sich plötzlich mit einer Leichtigkeit, als sei ihre Krankheit von ihnen abgefallen.

Was solche Momente so besonders macht, ist ihre Natürlichkeit. Für das Gelingen der Aktivität bedarf es keiner Anleitung. Worte sind hier ganz überflüssig. Die Tanzenden schwingen sich aufeinander ein. Der Austausch erfolgt auf einer zwischenleiblichen Ebene.[172]

Nun hat das Beispiel natürlich seine Grenzen. Die Mehrzahl der Bewohner:innen auf den Demenzstationen ist körperlich zu sehr ein-

170 Vgl. oben, Abschnitt 2.5.

171 Vgl. die Beispiele in Baer und Schotte-Lange (2013), S. 10 sowie Pechau (2011), S. 19.

172 Zur Bedeutung zwischenleiblicher Prozesse in der Betreuung demenziell erkrankter Menschen vgl. Döttlinger (2018); ferner: Fuchs (2010).

geschränkt, um in dieser Weise tanzen zu können. Dass man freie Bewegungen auch im Sitzen durchführen kann, und zwar mit der ganzen Gruppe, zeigt das folgende Beispiel. Auch hier ist Humor im Spiel:

> *Erika spielt das Stück „Bolero“ von einer CD. Sie schlüpft in die Rolle der Dirigentin und macht Bewegungen zur Musik. An den sanften Stellen macht sie sanft schwingende Bewegungen, an den dramatischen Stellen formt sie eine Faust. Sie lacht. Ihre Bewegungen wirken übertrieben. Nach und nach beginnen auch die Bewohner:innen zur Musik zu dirigieren. Sie imitieren Erika. Sie lachen wie über einen gelungenen Streich. Sie schlüpfen in die Rolle des exaltierten Dirigenten. Die Dramatik (aber auch die Komik) der Bewegungen wird immer weiter gesteigert. Alle haben viel Spaß.*

Was wird hier deutlich? Die Szene ist von einer Atmosphäre der Leichtigkeit geprägt. Menschen mit Demenz haben oft bis in die späten Stadien der Krankheit hinein Spaß an komischer Pantomime. Sie ahmen gern andere nach.[173] Die Betreuungskraft Erika nutzt dies, um die Beteiligten zu aktivieren. Sie setzt einen witzigen Impuls, der von den Anwesenden begeistert aufgegriffen wird. Es kommt zu einem humorvollen Gruppenprozess, bei dem die Teilnehmenden sich mit ihren lustigen Gebärden gegenseitig zum Lachen bringen.

Zusammenfassend kann man sagen: Neben Übungen, die von den Betreuungskräften angeleitet werden, empfiehlt es sich, Situationen zu schaffen, die frei und ungezwungen sind. In solchen Momenten können die Beteiligten sich ganz ihrer Freude am Spiel und an der körperlichen Bewegung hingeben.

4.3.4 Freies Spielen mit einem Ball

Die folgenden Überlegungen schließen direkt an dem eben Gesagten an. Zu den freien Aktivitäten, die man mit den Bewohner:innen durch-

173 Vgl. Sachweh (2008), S. 106.

führen kann, gehört auch das Spielen mit einem Ball. Hierfür bedarf es keiner Anleitung. Die Teilnehmenden sitzen im Kreis und werfen einander den Ball zu. Die Rolle der Betreuungskraft beschränkt sich darauf, das Geschehen zu moderieren.

Dies mag auf den ersten Blick banal erscheinen. Das aktivierende Potenzial des gemeinsamen Ballspielens ist aber ganz beachtlich. Im Handumdrehen entsteht eine lebendige, mitreißende Gruppendynamik. Rasch gelangen die Teilnehmenden in einen Zustand der Freude und des kindlichen Überschwangs. Betrachten wir die folgende Situationsbeschreibung:

Monika hat die Gruppe zum gemeinsamen Ballspielen versammelt. Es kommt zu vielen lustigen Situationen. Einige Male landet der Ball aus Versehen in der Abfalltonne. Dies wird von der Gruppe mit viel Lachen quittiert. Die Teilnehmenden machen viele Faxen. Jemand hat den Ball gefangen, schließt ihn fest in die Arme und sagt: „So, den gebe ich jetzt nicht mehr her." Oder jemand wirft den Ball versehentlich aus der Runde heraus und droht dem Ball: „Wenn du nicht zurückkommst, darfst du nicht mehr mitspielen." Manchmal trifft jemand das billige Ölgemälde an der Wand, was großes Gelächter hervorruft. Oder der Ball wird mit übertriebener Vorsicht einem anderen Spieler überreicht, als wäre er aus Porzellan. Dazu gibt es Kommentare wie: „Hier wird der Ball gebracht, nicht geworfen. Beim nächsten Mal schicken wir ihn mit der Post."

Das Beispiel spricht für sich. In der geschilderten Situation wirken die Teilnehmenden gar nicht dement. Alle sind mit großem Engagement bei der Sache. Einer Anleitung durch die Betreuungskraft bedarf es nicht. Die Sache läuft von selbst.

Die Witze, die die Bewohner:innen hier machen, könnten ebenso gut aus einer Freizeitaktivität mit nicht-dementen Menschen stammen. Es herrscht eine Stimmung heiterer Ausgelassenheit. Im Eifer des Gefechts kommt es zu lustigen Pannen und allerlei Slapstickmomenten (etwa, wenn der Ball aus Versehen in der Abfalltonne landet). Die Komik dieser Momente wird gemeinsam genossen.[174]

„Wichtig ist, dass die Leute in einen Flow kommen", wurde von den Betreuungskräften im Haus *Erlenhof* oft gesagt. Dies ist hier der Fall. Humor, so hatten wir eingangs festgestellt, hat immer eine Komponente des Spielerischen.[175] Im Idealfall gelangen die Teilnehmenden in einen Zustand, in welchem alles zu „fließen" scheint, in welchem sie ganz vom Spiel absorbiert sind, in welchem sie aufmerksam sind, zugleich aber vergnügt und entspannt, und in welchem vorhandene Einschränkungen in den Hintergrund treten.[176]

Die wohltuende Wirkung des gemeinsamen Ballspielens wurde auch bei den Interviews mit Betreuungskräften aus anderen Einrichtungen immer wieder betont. Durch das Ballspielen entsteht schnell eine Atmosphäre der heiteren Ausgelassenheit. Die Dynamik des Geschehens erfasst auch Bewohner:innen, die sonst eher passiv erscheinen. Die fröhliche Stimmung ist in hohem Maße ansteckend.

Das freie Spielen mit einem Ball hat großes therapeutisches Potenzial, so kann zusammenfassend gesagt werden. Es ermöglicht positive Gemeinschaftserlebnisse und ein lustvolles Erleben des eigenen Körpers. Die Teilnehmenden tauchen ein in einen flüssig verlaufenden Prozess, der bei angeleiteten Übungen so nicht oder nicht in dieser Intensität in Gang kommt. Und nicht zuletzt werden beim Ballspielen auch die Beweglichkeit und das Reaktionsvermögen trainiert.

Allerdings gibt es in vielen Einrichtungen das folgende Problem: Das freie Spielen mit dem Ball ist manchen Vorgesetzten ein Dorn im Auge. Dies wurde dem Verfasser aus mehreren Einrichtungen berichtet. Oft empfinden die Vorgesetzten das Ballspielen als zu primitiv. Sie betrachten es als ungenutzte Zeit. Unter „richtigen" Aktivierungen stellen sie sich etwas anderes vor. Sie sehen es nicht gern, wenn die Be-

174 Auch hier zeigt sich die Empfänglichkeit demenziell erkrankter Menschen für Emotionen und für alles Atmosphärische. Vgl. Roes et al. (2019b), S. 72.

175 Vgl. oben, Abschnitt 1.5.

176 Das Konzept des Flow-Zustands wird entwickelt in Csíkszentimikálski (1992).

treuungskräfte mitspielen und mitlachen, statt die Leute bei ernsten, anspruchsvollen therapeutischen Übungen anzuleiten.[177]

In dieser Situation erscheint es wichtig, mit den Vorgesetzten in einen Dialog einzutreten. Wie viel freies Ballspiel ist angemessen, eine Stunde pro Tag? Eine Stunde alle zwei Tage? Man sollte nicht zögern, das Gespräch auf dieser konkreten Ebene zu führen, um zu einer klaren Absprache zu gelangen. Dass Spaß und Spiel von großer therapeutischer Bedeutung sind, dies ist ja mittlerweile durch die Humorforschung klar nachgewiesen.[178] Wenn ersichtlich ist, dass die Bewohner:innen das freie Ballspielen genießen, dann sollte man es ihnen nicht vorenthalten.

4.4 Humor beim Basteln und kreativen Gestalten

4.4.1 Zur Einstimmung lustige Bilder zeigen

Nachdem in den vorangegangenen Abschnitten auf das kognitive Training eingegangen wurde, auf das Musizieren und auf den Seniorensport, werfen wir nun noch einen Blick auf das Basteln.

Wer mit demenziell erkrankten Menschen Handarbeiten macht, für den gibt es eine Vielzahl an Möglichkeiten. Man kann Dekorationen herstellen (Girlanden, Kränze aus Blumen, allerlei Wandschmuck). Es können nützliche Dinge fabriziert werden (Nadelkissen, Duftsäckchen, hübsch gestaltete Kleiderbügel). Zu den Festen kann man Ostereier, Osternester und andere Osterdekorationen gestalten sowie Weihnachtsengel, Weihnachtskarten, Adventskränze und vieles mehr.[179]

Um die Bewohner:innen zu motivieren, müssen oft erst verschiedene Hindernisse überwunden werden. „Ich sehe nicht mehr so gut" und „Das sind Sachen, die ich gar nicht gut kann" sind typische Äußerungen von Bewohner:innen, die dem Basteln eher skeptisch gegen-

177 Wie hier deutlich wird, erfordern humorfreundliche Einrichtungen auch humorvolle Vorgesetzte. Dazu unten, Abschnitt 6.2.

178 Vgl. dazu die Literaturangaben oben, in Abschnitt 1.5.

179 Vgl. die Beispiele in König (2013); ferner: Vogt (2017).

überstehen. Oft hört man auch Sätze wie: „Ich habe mein Leben lang gearbeitet, warum soll ich hier mitmachen."[180]

Erfahrene Betreuer:innen wissen, wie sie diese Widerstände überwinden können. Bewährt hat es sich, das Basteln unter ein Motto zu stellen, etwa: „Herbst", „Advent", „Garten" – oder „Feste feiern". Bevor das eigentliche Basteln beginnt, wird etwas gesungen, ein Gedicht vorgelesen oder es werden zur Einstimmung Bilder gezeigt.[181]

Auch hier besteht ein wichtiges Motivationsmittel im Einsatz von Humor. Ist erst eine heitere Atmosphäre entstanden, so kann nach und nach darangegangen werden, das Basteln auf den Weg zu bringen. Das heißt, man beginnt nicht mit einer Ankündigung wie „Heute wollen wir Kleiderbügel verschönern", sondern man verwickelt die Anwesenden zunächst in eine heitere Interaktion. Aus der so entstandenen positiven Stimmung heraus leitet man dann geschickt zur Durchführung des Projekts über.

Betrachten wir das folgende Beispiel. Erika möchte mit der Gruppe einen Adventskranz herstellen. Zur Einstimmung hat sie Fotos mitgebracht; darunter Fotos, die von den Anwesenden als skurril und amüsant empfunden werden. Rasch kommt ein humorvoller Austausch in Gang:

Erika fragt die Anwesenden, wie sie früher ihre Weihnachtsdekoration gestaltet haben. Sie überrascht die Gruppe mit folgender Information: In der Zeitung habe sie gelesen, dass es heute Mode sei, den Weihnachtsbaum ganz in Schwarz zu schmücken. Bei den Anwesenden löst dies Entsetzen, aber auch Heiterkeit aus. Erika zeigt nun Bilder von Adventskränzen. Einige davon sind konventionell, aus Tannenzweigen und mit roten Schleifen, andere sind recht modern und „gewagt". Es gibt eine Variante, die ganz aus Draht besteht. Eine andere Variante besteht aus Beton. Die Teilnehmer:innen lachen. Sie machen zahlreiche amüsierte Kommentare.

180 Zu den Startschwierigkeiten bei den demenztherapeutischen Aktivierungen vgl. auch Zgola (1993), S. 79 ff.
181 Vgl. Schaade (2016), S. 76.

Erika erklärt nun, dass sie im weiteren Verlauf des Nachmittags mit der Gruppe einen eigenen Adventskranz gestalten wolle – und zwar ganz „normal" mit Tannenzweigen und roten Kerzen, vielleicht mit etwas Engelshaar. Die Anwesenden sind einverstanden. „Hauptsache, er ist nicht schwarz", sagt jemand. Es herrscht große Heiterkeit.

Das Beispiel zeigt, wie man eine heitere Stimmung erzeugen kann, indem man den Bewohner:innen lustige Bilder zeigt und sie in lustige Gespräche verwickelt.[182] Das Zeigen der Bilder dient als Einstimmung in das gemeinsame Gestalten eines Adventskranzes. Die Bilder, die Erika mitgebracht hat, werden als skurril empfunden, als neumodische Geschmacksverirrung. Schnell entsteht eine lebhafte Atmosphäre.

In eine ähnliche Richtung geht das folgende Beispiel, das dem Verfasser von einer Teilnehmerin eines seiner Humorseminare erzählt wurde:

Eine Betreuungskraft schildert folgende Situation. Sie habe mit den Mitgliedern ihrer Gruppe alte Kleiderbügel verschönert. Diese seien von den Teilnehmenden umstrickt und umhäkelt worden. Zur Auflockerung habe sie den Leuten Fotos von bunt umstrickten Fahrrädern mitgebracht. Auch habe sie Bilder von anderen umstrickten (Groß-) Objekten gezeigt, darunter Parkbänke und Telefonzellen. Dies habe die Leute sehr aufgemuntert.

Auch hier wird das Handarbeiten humorvoll aufgelockert. Die mitgebrachten Bilder zeigen kreativ verzierte Objekte aus dem Bereich der Straßenkunst. Seit einigen Jahren gibt es in unterschiedlichen Ländern Künstler:innen, die mit ihren Strickarbeiten ganze (Groß-) Objekte einhüllen (Fahrräder, Parkbänke, Telefonzellen).[183] Für die

182 Zur Verwendung lustiger Bilder als Stimulus vgl. auch oben, Abschnitt 4.1.2.

183 Vgl. den Wikipedia-Eintrag zum Stichwort „Guerilla Knitting" sowie das Buch von Moore (2011).

Bewohner:innen der Demenzstation ist diese Information interessant, überraschend und belustigend.

Demenziell erkrankte Menschen zum gemeinsamen Basteln zu motivieren, das ist als Fazit festzuhalten, ist nicht immer ganz einfach. Als Einstieg kann man Bilder mitbringen, die mit dem geplanten Bastelprojekt in Zusammenhang stehen. Wenn auf einigen dieser Bilder Objekte zu sehen sind, die von den Anwesenden als skurril, als „verrückt" empfunden werden, dann hat man die Lacher auf seiner Seite.

4.4.2 Das Basteln in lustige Dialoge einbetten

Der vorangegangene Abschnitt hat gezeigt: Humor hilft, das Interesse der Teilnehmenden zu wecken und sie auf das geplante Bastelprojekt einzustimmen. Betrachten wir nun, wie die Betreuenden Humor einsetzen, um das Rad während der Aktivität in Schwung zu halten. Menschen mit Demenz fällt es schwer, sich über längere Zeit auf ein und dieselbe Tätigkeit zu konzentrieren.[184] Auch hier hilft Humor. Er dient zur Unterstützung der Motivation und der Aufmerksamkeit der Teilnehmenden. In den Worten einer erfahrenen Betreuungskraft:

> *„Wenn ich mit den Leuten etwas bastle, muss ich es ihnen irgendwie schmackhaft machen. Vielleicht erzähle ich eine lustige Geschichte. Oder ich knüpfe mit den Leuten Gespräche an, über ihre Hobbys, über lustige Erlebnisse. Diese Gespräche tragen uns durch die gesamte Bastelstunde. Ich gehe herum und sage jedem etwas Aufbauendes, etwas Heiteres. Dadurch verhindere ich, dass die Stimmung zwischendurch absackt."*

Wie der Interviewausschnitt zeigt, genügt es nicht, den Bewohner:innen Bastelutensilien mitzubringen und sie bei der Arbeit anzuleiten. Man muss auch für gute Stimmung sorgen. Heitere Gespräche tragen dazu bei, die Teilnehmenden bei Laune zu halten und ein Nachlassen des Interesses zu verhindern.

184 Vgl. Niklewski et al. (2006), S. 26.

Was sind geeignete Themen, um eine heitere Konversation auf den Weg zu bringen? Je nach Situation und Zusammensetzung der Gruppe sind ganz unterschiedliche Möglichkeiten denkbar.

Oben haben wir gesehen, dass ein Thema wie „neumodische Trends und Geschmacksverirrungen" offenbar großes Belustigungs- und Unterhaltungspotenzial haben kann. Eine Information wie die, dass manche Familien ihren Adventskranz ganz aus Beton gestalten, löst bei den Leuten eine Mischung aus Entsetzen und Heiterkeit aus (s. o.). Wer im Vorfeld des gemeinsamen Bastelns ein wenig recherchiert, der wird schnell auf Informationen stoßen, die sich für heitere Gespräche nutzen lassen.

Auch kann man an den Interessen und den früheren Hobbys der Anwesenden anknüpfen und dies als Stoff für heitere Gespräche nutzen. Vielleicht hatten einige der Leute früher ein Haustier. Entsprechend kann man, wenn man gemeinsam Tierfiguren modelliert oder Tierbilder ausmalt, Gespräche über lustige Erlebnisse mit Tieren anknüpfen.[185]

Ein Thema von besonderem Unterhaltungswert sind Sternzeichen und Horoskope. Wie dem Verfasser von vielen Praktiker:innen berichtet wurde, erfreut sich das Thema in der Demenzbetreuung großer Beliebtheit. Menschen im mittleren Stadium der Demenz wissen meist noch immer ihr Sternzeichen (oder zumindest ihren Geburtstag). Sie haben es gern, wenn man ihnen ihr persönliches Horoskop vorliest und ein freundliches Gespräch über ihre persönlichen Charaktereigenschaften mit ihnen anknüpft. Beispiel:

Hans fragt die Anwesenden nach ihren Sternzeichen. Er macht den Leuten charmante Komplimente. Er liest ihnen ihr Horoskop aus einer Frauenzeitschrift vor. Es entstehen viele lustige kleine Dialoge.
Frau Roth, eine sehr ruhige und ausgeglichene Bewohnerin, ist Stern-

185 Biografisch bedeutsame Themen wie die Hobbys von früher oder die Haustiere, die man einst hatte, werden bis in die fortgeschrittenen Stadien der Demenz hinein erinnert. Vgl. Baer und Schotte-Lange (2013).

zeichen Stier. „Was, Stier!“, ruft Hans überrascht. „Was dachten denn Sie, was ich bin, etwa ein Lamm?“, fragt Frau Roth amüsiert. Hans lacht und macht Frau Roth Komplimente zu ihrem angenehmen Wesen. Frau Dreier erklärt, sie sei Fisch. „Und Ihr Mann?“, fragt Hans. „Er war auch Fisch“, sagt Frau Dreier und fügt lachend hinzu: „Wir sind immer in demselben Wasser geschwommen.“
Währenddessen hat Hans allen Anwesenden je ein Bild mit ihrem persönlichen Sternzeichen zum Ausmalen gegeben. Während die Leute mit dem Ausmalen beschäftigt sind, führt er die humorvolle Konversation fort. Es herrscht eine heitere und beschwingte Atmosphäre.

Die Bewohner:innen wirken hier überhaupt nicht dement. Alle kennen ihre Sternzeichen. Hans hat für jede:n einige aufmunternde, teils schmeichelnde, teils neckische Kommentare parat. Der Humor, der hier zum Einsatz kommt, hat etwas Flirtartiges.[186] Bereitwillig lassen die anwesenden Frauen sich von Hans in scherzhafte Dialoge verwickeln. Auf diese Weise wird das Ausmalen der Bildvorlagen zu einem kurzweiligen und heiteren Ereignis.

Beim Basteln mit demenziell erkrankten Menschen ist wichtig, das sei zusammenfassend festgehalten, die Teilnehmenden zu motivieren und eine positive Atmosphäre aufrechtzuhalten. Eine lockere Konversation über heitere Themen, die mit dem Bastelprojekt in Zusammenhang stehen, sorgt für eine gute Stimmung. Erfahrene Betreuungskräfte überlegen sich schon im Vorfeld der Aktivität, welche Themen sie als humorvollen Stimulus einsetzen können.

4.4.3 Verwenden Sie lustige Schablonen und Stempel!

Kehren wir nochmals zurück zum komischen Potenzial von Bildern und ihrer motivierenden Kraft. Wie wir gesehen haben, kann man im Vorfeld der Bastelaktivitäten interessante (und witzige) Bilder zeigen. Man kann aber natürlich auch gemeinsam mit den Bewohner:innen lustige Bilder herstellen.

186 Zum Phänomen des „flirtatious humour“ vgl. Attardo (2020), S. 279.

Zu diesem Zweck empfiehlt sich die Verwendung von Stempeln und Schablonen mit lustigen Bildmotiven. Mit diesen Hilfsmitteln kann ein:e jede:r ein lustiges Bild oder eine pfiffig gestaltete Grußkarte herstellen. Auch das Bedrucken einer Stofftasche oder anderer Textilien ist eine Aktivität, die mit demenziell erkrankten Menschen gut machbar ist.[187]

Welche Bildmotive kommen hierfür infrage? Die Betreuerin Erika hatte eine eigene kleine Sammlung von Stempeln mit Motiven des deutschen Humoristen *Loriot*.

Auf einem dieser Stempel war die berühmte Szene mit den beiden Herren in der Badewanne, die um eine Plastikente streiten. Bildmotive wie dieses sind Ikonen des deutschen Humors. In der Gruppe der heute 60- bis 90-Jährigen erfreuen sie sich großer Beliebtheit. Mit ihrer charakteristischen Physiognomie und ihren Knollnasen haben *Loriot*s Figuren großen Wiedererkennungswert.

Selbstverständlich kann man auch Bildmotive einsetzen, die nicht diese Bekanntheit haben. Der Onlinehandel bietet eine schier unerschöpfliche Auswahl an lustigen Stempeln und Schablonen. Es gibt Stempel mit Fußspuren und/oder kleinen Pfotenabdrücken. Wenn man mit diesen ein Blatt Papier bedruckt, sieht es aus, als sei ein kleines Tier darüber gelaufen.

Es gibt Stempel mit niedlichen Häusern (mit Gesicht), mittels derer die Bewohner:innen Häuserzeilen oder auch kleine Städte drucken können. Ferner gibt es Stempel mit lustigen Tierfiguren, und es gibt, wie das folgende Beispiel zeigt, Stempel und Schablonen mit allerlei Clownsmotiven:

Eine Betreuungskraft erzählt: „Oft gestalte ich mit meiner Gruppe Grußkarten mithilfe von Schablonen und Stempeln. Ich versuche immer, mir für meine Leute etwas Lustiges auszudenken. Ich habe eine Sammlung von Stempeln mit Clowns in verschiedenen Posen. Damit kann man viele lustige Sachen machen. Zum Beispiel: Man gestaltet

187 Vgl. König (2013), S. 20.

eine Karte zum Aufklappen. Vorne ist ein Gesicht von einem lachenden Clown drauf. Wenn man die Karte aufklappt, sieht man einen Clown, der gerade eine Torte ins Gesicht kriegt. Bei meinen Aktivierungen wird immer viel gelacht. Ich will, dass die Leute beim Basteln Humorerlebnisse und Erfolgserlebnisse haben. Beides geht bei mir immer Hand in Hand."

Die zitierte Betreuungskraft weiß, wie sie das Basteln so gestalten kann, dass es den Teilnehmenden Freude macht. Die Stempel mit den Clowns scheinen bei den Leuten gut anzukommen. Wie die Betreuungskraft die Sache konkret einfädelt, was sie zu den Leuten sagt, dies geht aus ihrer Beschreibung zwar nicht hervor. Es ist aber unverkennbar, dass sie mit viel Begeisterung bei der Sache ist. Dies ist ihr entscheidender Trumpf. Die Freude, mit der sie selbst zu Werke geht, überträgt sich rasch auf die Anwesenden.

Humorvolle Bilder spielen, so das Fazit, in der Betreuung demenziell erkrankter Menschen eine wichtige Rolle. Mithilfe lustiger Stempel und Schablonen können die Bastelaktivitäten humorvoll und heiter gestaltet werden. Viele Betreuungskräfte und -teams verfügen über ihre eigene Sammlung an Stempeln mit lustigen Bildmotiven.

4.4.4 Niedliche Geschöpfe herstellen

Eine weitere Idee, um das Basteln humorvoll zu gestalten, ist das Fabrizieren niedlicher kleiner Wesen. Solche Geschöpfe können sein: lustige Hühner aus Filz als Teil einer Osterdekoration, kleine Schneemänner aus Wolle, Schnecken aus Knetmasse mit liebevoll verzierten Schneckenhäusern, niedliche Weihnachtsengel aus Stoff oder Papier oder auch lustige Weihnachtsmänner in unterschiedlichen Variationen.[188]

188 Vgl. die Vorschläge in Vogt (2017), S. 19, S. 24 und S. 139.

„Das Herz wird nicht dement", schreiben die Pflegeexpert:innen *Gabi Schotte-Lange* und *Udo Baer*.[189] Lachende Figuren aus Papier, Wolle oder Gips, die in ihrem Gesichtsausdruck etwas Lausbübisches haben, etwas Närrisches oder auch etwas Treu-Doofes, haben ihre eigene Komik. Der Humor, mit dem wir es hier zu tun haben, ist ein *Humor der Niedlichkeit*. Menschen mit Demenz sind dafür sehr empfänglich. Es handelt sich um einen Humor, der anschaulich ist und unmittelbar ansprechend; einen Humor, der ohne Worte auskommt.

Weiter oben waren wir bereits auf die Faszinationskraft von Puppen eingegangen.[190] Puppen sind „beseelbare Objekte"[191]. Dasselbe gilt auch für selbstgebastelte Hühner, Hasen, Engel, lustige Vögel, Zwerge, Wichtel und Schneemänner. Die Bewohner:innen können selbst (mit-)entscheiden, wie ihre Figur gestaltet werden soll. Sie erleben den gesamten Prozess der Erschaffung, von dem Moment, in welchem die Figur noch gar nicht existiert, bis hin zur fertigen Figur, die die oder den Betrachter:in anlächelt und in Interaktion mit ihr oder ihm zu treten scheint. Beispiel:

> *Eine Betreuungskraft erzählt: „Letztens habe ich mit meiner Gruppe kleine Raben aus Knetmasse und Draht modelliert. Ich hatte dazu eine Bastelanleitung aus dem Internet. Die Leute waren begeistert. Besonders gut fand ich, dass die Leute selber Ideen beigesteuert haben. Jemand hat angeregt, ob sein Rabe vielleicht eine kleine Lesebrille aus Draht bekommen kann. Das sah sehr süß aus."*

In dem geschilderten Beispiel ist die Aktivierung der Teilnehmenden offenbar gelungen. Das Plastizieren der kleinen Raben erfolgt in einer heiteren und beschwingten Atmosphäre. Die Teilnehmenden entwickeln eigene Ideen, wie sie ihren Figuren ein niedliches Aussehen verleihen können.

189 Baer und Schotte Lange (2013).
190 Vgl. oben, Abschnitt 4.1.4.
191 Fooken (2012), S. 50.

Zusätzliche Komik entsteht, wenn man die Figuren aus Materialien herstellt, deren Zweck eigentlich ein ganz anderer ist, etwa aus alten Socken:[192]

> *Eine Bastelstunde mit Inka. Inka hat Socken in unterschiedlichen Farben mitgebracht sowie verschiedene andere Utensilien. Sie präsentiert der Gruppe eine Puppe, die aus einer Socke angefertigt wurde. Mit ihren Kulleraugen, ihren Zähnen aus weißem Filz und ihrem wilden Haarschopf sieht diese sehr niedlich aus. Die Puppe nimmt Kontakt zu den Anwesenden auf. Sie beklagt sich, dass sie so einsam ist. Sie bittet die Leute, ihr ein paar Freunde zu basteln. Jede bzw. jeder der Teilnehmenden bekommt nun eine Socke. Inka hilft den Leuten beim Anfertigen der Puppen. Als die Puppen fertig sind, sollen sie alle gemeinsam ein Lied singen. Es werden den singenden Socken Namen gegeben. Alle sind sehr vergnügt.*

Eine Socke ist ein Gegenstand, bei dessen Anblick man nicht unbedingt an die Herstellung einer Puppe denkt. Tatsächlich eignen Socken sich aber ganz hervorragend für diesen Zweck. Man kann sie unter Zuhilfenahme einfachster Mittel mit einem Gesicht ausstatten, und man kann sie über die Hand ziehen und bespielen wie eine Handpuppe.

Die Verwandlung einer Socke in ein niedliches Geschöpf hat ihre eigene Komik. Ein Gegenstand des täglichen Gebrauchs, der im Grunde eher banal ist, wird zum Leben erweckt.[193] Was der Betreuungskraft Inka in dem geschilderten Beispiel zugutekommt, ist ihre Fähigkeit als Puppenspielerin. Dadurch wird die Bastelstunde zu einem besonderen Ereignis. Es herrscht eine heitere und motivierende Atmosphäre. Die

192 Zur heiteren Zweckentfremdung von Alltagsgegenständen vgl. auch oben, Abschnitt 4.3.2.

193 In der Humortheorie spricht man in diesem Zusammenhang auch von „komischen Metamorphosen“. Vgl. Schramm (2012), S. 44. – Ein berühmtes Beispiel ist die Szene aus Chaplins Film „Goldrausch“, in der zwei auf Gabeln aufgespießte Brötchen zu den Füßen einer imaginären Tänzerin werden.

„Socken-Puppen" werden gebastelt und anschließend sofort gemeinsam ausprobiert.

Eine Bastelidee von großem Charme ist, das darf festgehalten werden, die Herstellung niedlicher kleiner Wesen. Der Prozess der Gestaltung dieser Wesen bereitet den Teilnehmenden meist viel Freude. Das lustige Aussehen der kleinen Kreaturen zaubert den Bewohner:innen ein Lächeln ins Gesicht.

5 Humor als Bewältigungsstrategie in Problemsituationen

Im vorangegangenen Kapitel haben wir gesehen, wie Humor dazu eingesetzt werden kann, die Bewohner:innen zur Teilnahme an den demenztherapeutischen Aktivierungen zu motivieren. Die Aktivierungen so zu gestalten, dass sie attraktiv und abwechslungsreich sind, dass eine positive Gruppendynamik herrscht und Gefühle von Stress und Leistungsdruck vermieden werden – dies ist alles andere als einfach und setzt neben Geduld und Kreativität auch viel Humor voraus.

Der tägliche Umgang mit demenziell erkrankten Menschen ist, so der Pflegeexperte *Müller-Hergl*, „eine der schwierigsten und anspruchsvollsten Aufgaben, die diese Gesellschaft zu vergeben hat“[194]. Die Betreuungskräfte sind dafür verantwortlich, das Leben der Betroffenen angenehm und menschenwürdig zu gestalten. Es geht darum, Menschen mit Demenz Erlebnisse des Personseins, des Normalseins und des Heilseins zu ermöglichen.[195]

Ein großes Problem sind hierbei die eingangs erwähnten BPSD, die „Behavioral and Psychological Symptoms of Dementia“[196]. Gemeint sind Persönlichkeits- und Verhaltensveränderungen wie Unruhe, Aggressivität oder Enthemmung. Man spricht in diesem Zusammenhang auch von herausforderndem Verhalten.[197] Zwar können die genannten Probleme durch ein demenzgerechtes Umfeld deutlich reduziert werden. Wer mit demenziell erkrankten Menschen arbeitet, muss aber dennoch stets auf kritische Situationen gefasst sein.

194 Müller-Hergl (2019), S. 11.
195 Vgl. Kitwood (2019).
196 Vgl. oben, Abschnitt 1.1.
197 Vgl. die umfassenden Darstellungen von Bartholomeyczik et al. (2006); ferner: Chapman et al. (2004) sowie: Höwler (2008).

Expert:innen zufolge kommt es bei jeder Person mit Demenz im Lauf ihres Lebens früher oder später zu Verhaltensauffälligkeiten.[198] Für die Betreuenden ist dies sehr nervenaufreibend.[199] Die Schwierigkeit besteht darin, auch dann eine positive, von Sympathie geprägte Beziehung aufzubauen, wenn die Person aggressiv, beleidigend und anstrengend ist. Alle Pflege- und Betreuungskräfte entwickeln im Laufe ihres Arbeitslebens Strategien, um mit herausforderndem Verhalten zurechtzukommen, einige scheitern aber auch an dieser Aufgabe. In den Worten einer erfahrenen Betreuungskraft:

> *„Zu unserer Arbeit gehört auch der Umgang mit herausforderndem Verhalten. Jeder von uns hat seine eigene Art, damit klarzukommen. Was man auf alle Fälle braucht, ist Humor. Man darf die Dinge niemals persönlich nehmen. Jedenfalls, wer mit herausforderndem Verhalten nicht zurechtkommt, der wird nicht alt in diesem Beruf.“*

Der Begriff des herausfordernden Verhaltens stammt ursprünglich aus der Behindertenpädagogik und ist ein Sammelbegriff für Verhaltensweisen, die störend und abweichend erscheinen.[200] Der Begriff hat sich eingebürgert, da er hilft, die Dinge aus einer wertfreien Sicht zu betrachten. Nicht alles, was den Betreuenden als Störung erscheint, ist auch „gestört“, so könnte man sagen. Aus der Perspektive der Betroffenen hat vieles, was einem Außenstehenden seltsam oder „anomal“ erscheint, doch seinen guten Grund.[201]

Das Spektrum herausfordernder Verhaltensweisen ist breit und lässt sich – ganz grob – in folgende Problemkomplexe unterteilen:

198 Vgl. Schwinger et al. (2017), S. 132.
199 Vgl. Höwler (2008).
200 Vgl. die Beiträge in Färber et al. (2012).
201 Vgl. Bräutigam et al. (2005).

- *Agitiertheit.* Menschen mit Demenz sind oft von Unruhe geplagt. Kaum haben sie sich auf einen Stuhl gesetzt, schon stehen sie wieder auf. Oder: Es wird immer wieder dieselbe Frage gestellt. Oft ist es so, dass das Denken der betreffenden Person sich in einer Art Endlosschleife zu bewegen scheint.[202]

- *Enthemmung.* Zu den Folgen der Demenz zählt ferner das Nachlassen der Affektkontrolle. Die Betroffenen tun und sagen Dinge, die unangemessen und sozial rücksichtslos sind. Sie verlieren die Fähigkeit, gelernte soziale Normen zu erfüllen. Teilweise kommt es zu einer eigentümlichen Vorliebe für Schimpfwörter und Kraftausdrücke.[203]

- *Emotionale Labilität.* Menschen mit Demenz unterliegen starken Stimmungsschwankungen. Freude kann schnell in Wut umschlagen (und umgekehrt). Auch die Abgrenzung von den Stimmungen in der Umgebung fällt oft schwer. Herrscht in einem Zimmer eine negative Stimmung, so springt diese rasch auf den demenzbetroffenen Menschen über.

- *Aggressivität.* Aggressives Verhalten in Form von Schimpfen, Schlagen, Beißen etc. sind auf einer Demenzstation keine Seltenheit. Aggressives Verhalten kann viele Ursachen haben. Vielleicht hat die Person Schmerzen. Aber auch das Leben auf der Station – die Fremdbestimmung, die Zwangsgemeinschaft mit anderen – kann aggressionsauslösend sein.[204]

- *Ängste.* Menschen mit Demenz haben viele Ängste. Hierzu gehört die Angst, bestohlen oder von anderen Personen hintergangen zu werden.[205] Auch die eigenen, krankheitsbedingten Ausfälle und Aus-

202 Zum Problem des agitierten Verhaltens vgl. Cohen-Mansfield (1996).
203 Vgl. Roes et al. (2019 b), S. 63; ferner: Schmidt und Döbele (2013), S. 39.
204 Vgl. Ryden et al (1991).
205 Vgl. Bartholomeyczik et al. (2006), S. 121.

setzer werden als beängstigend erlebt. Viele der Ängste, unter denen Menschen mit Demenz leiden, sind letztlich eine Angst vor dem Selbstverlust.[206]

Für die Betreuenden sind die genannten Probleme sehr belastend. Im Lauf eines normalen Arbeitstages kommt es zu vielfältigen Zwischenfällen, zu problematischen Situationen und zu Krisen, die bewältigt werden müssen. Die Betreuenden müssen dafür sorgen, dass durch das aggressive Verhalten einzelner Bewohner:innen niemand beeinträchtigt wird. Sie müssen auf der Station für geregelte Abläufe sorgen. Sie müssen die Bewohner:innen bei Bedarf trösten, sie beruhigen.

Ein wichtiges Mittel, um dies zu leisten, ist der Einsatz von Humor. Im Bereich des Umgangs mit herausforderndem Verhalten gibt es, wie der Pflegeexperte *Jonathan Gutmann* schreibt, „eine Vielzahl von humorvollen Interventionsformen, die nur darauf warten, eingesetzt zu werden“[207]. Vielleicht macht die Betreuungskraft sich selbst zum Clown und lenkt die Bewohner:innen dadurch von ihren Problemen ab. Oder die Betreuungskraft verwickelt die Anwesenden in humorvolle Dialoge und bewirkt auf diese Weise das, was man als heiteren Perspektivwechsel, als „Reframing“ der Situation bezeichnen kann.[208]

Humor ist im Umgang mit demenziell erkrankten Menschen deshalb so wichtig, weil er nicht den Weg über den Verstand nimmt. Menschen mit Demenz haben in der Regel kein Einsichtsvermögen. Es hat daher wenig Sinn, sie durch Zurechtweisungen oder durch vernünftige Argumente beeinflussen zu wollen.[209] Was in vielen Fällen aber sehr gut funktioniert, sind Interventionen, die Einfluss auf die Emotionen

206 Vgl. den Erfahrungsbericht von Taylor (2008).

207 Gutmann (2016), S. 21.

208 Effinger (2009), S. 36; ferner: Hirsch (2019a), S. 202.

209 „Vergessen Sie alle Ansätze, die auf der Annahme basieren, dass der Betroffene noch rationalen Argumenten zugänglich ist“, schreibt die Demenzexpertin S. Sachweh sehr überzeugend (Sachweh 2008, S. 214).

und die Stimmung der Bewohner:innen nehmen. Ebendies leistet Humor.

Im Folgenden werden wir ausführlich auf die Kunst der humorvollen Krisenintervention eingehen. Zuvor aber noch zwei Hinweise:

Erstens ist wichtig, dass der eingesetzte Humor zu den Bewohner:innen passen sollte. Als Betreuungskraft muss man über gute Beobachtungsfähigkeiten verfügen. Man muss wissen, was bei den Leuten ankommt. Die meisten Bewohner:innen mögen vor allem harmlosen, albernen Humor. Viele mögen körpernahen Humor und lustige Berührungen. Einige mögen auch Frotzeleien, kleine Neckereien und lustige Rangeleien. Dies trifft aber nicht auf alle Bewohner:innen zu. Es kommt daher darauf an, die Humorintervention genau auf die Situation und die einzelne Person abzustimmen.

Zweitens sei noch einmal an das eingangs erwähnte Prinzip der Authentizität erinnert.[210] Die Möglichkeiten, um in Problemsituationen Humor einzusetzen, sind zahlreich. Der Humor kann theatral und clownesk sein, er kann aber auch zurückhaltend und dezent sein. Es gibt nicht die eine, „richtige" Humorstrategie. Vielmehr ist jede Betreuungskraft aufgerufen, sich an ihrem eigenen Stil zu orientieren. Wichtig und alles entscheidend ist, dass die Humorintervention von einem echten Gefühl der Sympathie getragen ist und dass sie nicht „aufgesetzt" erscheint.

Die folgenden Ausführungen sollen hierbei als Quelle von Anregungen dienen.

5.1 Machen Sie sich selbst zum Clown!

Erinnern wir uns noch einmal an den eingangs erwähnten *Viktor Frankl* und den von ihm geforderten „Mut zur Lächerlichkeit"[211]. Genau dieser Mut ist erforderlich, wenn es darum geht, problematischen

210 Vgl. oben, Abschnitt 2.1.
211 Frankl (1959), S. 725.

Situationen mit Humor zu begegnen. Erfahrene Betreuungskräfte sind Meister:innen der Selbstironie. Sie sind nicht – oder jedenfalls nicht allzu sehr – darauf bedacht, seriös zu erscheinen. Sie verfügen über das, was der Soziologie *Erving Goffman* als „Rollendistanz“ bezeichnet hat. Sie sind in der Lage, im richtigen Moment aus ihrer Rolle der Betreuungskraft herauszutreten und sich zum Clown zu machen.[212]

Wie weit man dabei geht, ist letztlich eine Frage des persönlichen Temperaments. Manche Betreuungskräfte haben einen starken Hang zur Clownerie, andere sind etwas zurückhaltender.[213] In vielen Situationen ist es nötig, relativ starke Humorreize einzusetzen, um sich überhaupt bemerkbar zu machen. Teilweise herrscht in der Gruppe so großer Tumult, dass man relativ „dick“ auftragen muss, um durchzudringen.

Sehen wir nun, wie es dem Demenzbegleiter Hans gelingt, die folgende Szene humorvoll aufzulösen:

Hans bereitet das Frühstück vor. Unter den Bewohner:innen herrscht Unruhe. „Es fehlen Teller“, ruft jemand, „ich habe noch keinen Kaffee“, jemand anderer. Hans, der eifrig hin- und hergelaufen ist, hält inne. „Immer werde ich geschimpft“, ruft er mit weinerlicher Stimme. „Zu Hause werde ich geschimpft. Hier werde ich geschimpft. Auch von meiner Schwiegermutter werde ich geschimpft.“ Hans’ Körperhaltung ähnelt der eines begossenen Pudels. Schnell entsteht Heiterkeit. „Sie Ärmster“, sagt eine der Frauen. Eine andere Teilnehmerin meint: „Sie müssen sich mehr durchsetzen.“ Die Anwesenden scherzen und entwickeln Vorschläge, wie Hans sich seiner Frau und seiner Schwiegermutter gegenüber besser durchsetzen könnte.

Die Szene veranschaulicht, wie man mit Humor und mit etwas schauspielerischem Talent eine aufgeladene Situation deeskalieren kann.

212 Goffman (1973).

213 Zu den individuellen Humorstilen der einzelnen Betreuenden vgl. oben, Abschnitt 2.1.

Humor wird hier zum Retter in der Not, zum heiteren Konfliktregulierer.[214]

Betrachten wir zunächst die Ausgangssituation. Das Verhalten der Anwesenden ist geprägt von den oben genannten Problemen und Verhaltensstörungen. Die Leute lassen ihrem Ärger freien Lauf. Sie sind enthemmt. Sie missachten geltende Regeln der Höflichkeit. Offenbar bereitet es den Anwesenden Schwierigkeiten, zu erkennen, dass die Vorbereitung des Frühstücks eine gewisse Zeit in Anspruch nimmt und dass die Betreuungskraft sich nicht um alles gleichzeitig kümmern kann.

Genau dies würde man den Leuten, wären sie nicht dement, wohl auch sagen. Man würde sagen: „Bitte haben Sie etwas Geduld, in einigen Minuten ist alles auf dem Tisch.“ Oder man würde sagen: „Bitte regen Sie sich nicht auf, Sie sehen ja, ich bin heute allein im Dienst, Sie werden gleich bedient.“

Wäre dies in der gegebenen Situation erfolgversprechend? Wohl kaum. Auf Menschen mit Demenz machen rationale Argumente meist keinen großen Eindruck. Sie sind nicht einsichtsfähig. Insbesondere dann, wenn der Ärger bereits eine gewisse Schwelle überschritten hat, ist es wenig ratsam, rationale Argumente vorzubringen. Man heizt die Stimmung dadurch eher noch weiter auf.[215]

Was in einer Situation wie dieser aber sehr wohl Eindruck macht, ist Humor. Gerade clownesker Humor eignet sich gut, einer aufgeheizten Situation die Schärfe zu nehmen.[216] Der Humor, wie Hans ihn hier einsetzt, ist leicht zu verstehen und simpel. Hans schlüpft in die Rolle einer komischen Figur. Er inszeniert sich als unterdrückten Mann. Dies ist ein Witzschema, das wohl in allen Milieus und in allen Kulturen der Welt verstanden wird. Dasselbe gilt für die Erwähnung der Schwiegermutter. Auch dies ist ein Witzthema von großer Popularität. Bei den Anwesenden stößt dies alles sofort auf große Resonanz.

214 Vgl. Hirsch (2019a), S. 88.
215 In diesem Sinne äußern sich auch Ehrhardt und Plattner (1999), S. 191; ferner: Sachweh (2008), S. 214.
216 Vgl. die Beispiele in Pfandl-Waidgasser (2011).

Der Erfolg der Intervention hängt sicherlich auch damit zusammen, dass Hans seinen Auftritt kunstvoll in Szene setzt. Er nutzt die Technik der Übertreibung. Er behauptet nicht nur, unterdrückt zu sein, er bringt dies auch sichtbar durch seine Körpersprache zum Ausdruck.[217] Hans' Darbietung macht den Leuten so viel Spaß, dass sie eigene lustige Ideen beisteuern. Die Anwesenden werden zu Mitspieler:innen. Der eingesetzte Humor ist stimulierend und interaktiv.

Auf diese Weise gelingt es Hans, die Gruppenmitglieder von ihrem Ärger abzulenken und die Situation zu entspannen. Hans hat nun Gelegenheit, in Ruhe mit den Frühstücksvorbereitungen fortzufahren.

Verallgemeinernd kann man sagen: Will man Humor einsetzen, um schwierige Situationen aufzulösen, empfiehlt sich der von *Viktor Frankl* geforderte „Mut zur Lächerlichkeit"[218]. Auf keinen Fall sollte man Vorwürfe oder Beleidigungen der Bewohner:innen persönlich nehmen. Besser ist es, nach Möglichkeiten zu suchen, wie man der Situation etwas Komisches abgewinnen kann. Erfahrene Betreuungskräfte harmonisieren die Situation, indem sie in komische Rollen schlüpfen. Ihr Humor zeigt sich nicht zuletzt darin, dass sie kein Problem damit haben, sich in bestimmten Situationen selbst zur Zielscheibe des Lachens zu machen.

5.2 In schwierigen Situationen lustige Lieder singen

Dass Musik großes Komikpotenzial hat, haben wir oben schon gesehen.[219] Menschen mit Demenz sind empfänglich für alle Arten von musikalischem Humor. Dies lässt sich einsetzen, um schwierige Situationen spielerisch aufzulösen.

Wie kommt es, dass demenziell erkrankte Menschen so gut auf Musik ansprechen? Medizinwissenschaftliche Studien erklären dies so:

217 Vgl. die Ausführungen zum Körper als komischer Ressource oben, in Abschnitt 2.5.
218 Frankl (1959), S. 725.
219 Vgl. oben, Abschnitt 4.2.

Die Krankheit schädigt nicht alle Teile des Gehirns in gleicher Weise. Während die logischen und die sprachlichen Fähigkeiten oft schon relativ früh im Krankheitsverlauf in Mitleidenschaft gezogen werden, bleiben die emotionalen und die musikalischen Fähigkeiten meist noch lange erhalten.[220]

In der Arbeit mit demenziell erkrankten Personen ist Musik daher eine vielseitig verwendbare Ressource. Sie lässt sich auch zur Bewältigung problematischer Situationen nutzen. Das therapeutische Potenzial der Musik wird auch durch eine Reihe von medizinwissenschaftlichen Studien belegt.[221]

Nun kann man natürlich nicht einfach bei einem Streit ein x-beliebiges Gute-Laune-Lied singen und erwarten, dass die Stimmung sich dadurch bessert (obwohl selbst dies nicht ausgeschlossen ist). Damit musikalische Humorinterventionen gelingen, sollte das Lied den Bewohner:innen bekannt sein. Auch sollte das Lied einen erkennbaren Bezug zu der gegebenen Situation haben. Gerade darin besteht ja der Humor bzw. die kreative Leistung: dass ein komischer Zusammenhang hergestellt wird zwischen der aktuellen Situation und dem Lied, das man anstimmt. Betrachten wir dazu das folgende Beispiel:

> *Ein Betreuer aus Köln berichtet: Einmal sei er von einer Bewohnerin aufs Heftigste geschimpft worden, wegen einer Kleinigkeit. Er habe der Bewohnerin recht gegeben und ihr versichert, er wolle in Zukunft „brav“ sein. Hierauf habe er das Karnevalslied angestimmt: „Isch bin ein kölscher Jung, jo isch bin brav.“ Dies habe die Bewohnerin aufgeheitert. Einige andere Bewohner:innen hätten begeistert in den Gesang mit eingestimmt. Die üble Laune sei im Handumdrehen einer Stimmung der Heiterkeit gewichen.*

Was zeigt das Beispiel? Der Kollege aus Köln wird ausgeschimpft. Statt beleidigt zu reagieren oder sich auf eine Auseinandersetzung

220 Vgl. Muthesius et al. (2010), S. 70.
221 Statt vieler: Vink (2003).

einzulassen, reagiert er ruhig und gelassen. Er nimmt die Vorwürfe nicht persönlich.[222] Stattdessen schlüpft er in die Rolle des Clowns und bringt die Bewohnerin zum Lachen.

Es ist bemerkenswert, wie behutsam der Betreuer hierbei vorgeht. Zunächst wird der Bewohnerin recht gegeben (um was es bei der Sache eigentlich ging, geht aus der Erzählung leider nicht hervor). Anschließend erfolgt die Zusicherung, in Zukunft „brav" sein zu wollen. Dies ist der Punkt, an dem der Ernst der Situation in Spaß umschlägt, denn das Wort „brav" passt im Grunde ja eher zu einem (Schul-)Jungen als zu einem erwachsenen Mann.

Hierauf beginnt er zu singen. Das Lied, das er anstimmt, ist ein bekanntes Kölner Karnevalslied, das ebenfalls das Wort „brav" enthält. Geschickt hat der Betreuer die Situation so transformiert, dass am Ende alle Anwesenden gemeinsam singen und scherzen. Der Erfolg der Intervention hängt wohl auch damit zusammen, dass das verwendete Lied dem Lokalkolorit der Region entspricht. Das Beispiel zeigt, wie hilfreich es sein kann, wenn man mit den lokalen Gebräuchen, Redensarten und Liedern vertraut ist.[223]

Auch das folgende Beispiel zeigt, wie man mit einer lustigen Gesangseinlage eine aufgeladene Situation deeskalieren kann:

Inka betritt die Wohnbereichsküche. Sie trifft die Bewohner:innen im heftigsten Streit an. Was den Streit ausgelöst hat, ist nicht erkennbar. Man hört nur Vorwürfe wie „Das kann doch nicht angehen" und „Das ist eine Unverschämtheit, so etwas". Inka breitet die Arme aus. Sie lacht und singt mit kräftiger Operettenstimme: „Schenkt Euch immer nur Liebe, schenkt Euch immer Vertrauen". Singend und gestikulierend wandert Inka um den Tisch herum. Schnell entsteht Heiterkeit.

222 Das Erfordernis, in angespannten Situationen stets die Ruhe zu bewahren, betont auch Sachweh (2008), S. 229.

223 Dies betont auch Böhm (1999), S. 229.

Was zeigt das Beispiel? Demenziell erkrankte Menschen verlieren die Fähigkeit, erfolgreich Auseinandersetzungen mit anderen Personen zu führen.[224] Sie sind, was die Beilegung von Konflikten betrifft, überfordert. Ein Streit, einmal entfacht, hat die Tendenz, zu eskalieren. Oft genug wird der Streit selbst dann noch fortgesetzt, wenn niemand der Beteiligten mehr weiß, um was es dabei eigentlich ging.

Inkas Intervention sieht nun so aus, dass sie ein Lied singt. Das Lied, das sie anstimmt, hat sie mit den Bewohner:innen schon oft gesungen. Es ist der Schlager „Wir wollen niemals auseinandergeh'n" von *Heidi Brühl* aus dem Jahr 1959. Das Lied in dieser Situation anzustimmen enthält natürlich eine Prise Ironie. Die Ironie ist hier aber nicht das Entscheidende. Inkas Auftritt ist geprägt von Albernheit und einem lebhaften, mitreißenden Humor. Inka schlüpft in die Rolle der Opernsängerin. Sie singt das Stück mit viel Pathos. Ihre Stimme, ihre Gestik, ihre ganze Körpersprache sind von großer Komik. Rasch entsteht eine Atmosphäre der Heiterkeit.

Um problematische Situationen aufzulösen, so das Fazit, kann es hilfreich sein, etwas Lustiges zu singen. Menschen mit Demenz sind für musikalische Reize sehr empfänglich.

Es ist klar, dass dies große Geistesgegenwart und viel Improvisationstalent erfordert. Humorvolle Interventionen in Krisensituationen kann man nicht planen.[225] Gleichzeitig ist es so, dass ein musikalischer Scherz, der sich einmal bewährt hat, auch in ähnlichen Situationen (wieder-)verwendet werden kann. Das heißt: Als Betreuungskraft erwirbt man im Lauf der Zeit ein Repertoire lustiger Ideen, von denen man weiß, dass sie sich als Rettungsanker in schwierigen Situationen eignen, und auf die man immer wieder zurückgreifen kann.[226]

224 Vgl. Roes et al. (2000b), S. 67.
225 Vgl. Bartholomeyczik et al. (2006), S. 132.
226 Vgl. dazu die obigen Ausführungen unter der Überschrift „Wiederholungen sind willkommen" (in Abschnitt 2.3).

5.3 Ein humorvolles Gespräch anknüpfen

Angenommen, jemand in der Gruppe ist agitiert oder deprimiert. In solchen Situationen kann es sinnvoll sein, mit der betreffenden Person ein lustiges Gespräch anzuknüpfen, das diese auf andere Gedanken bringt. Im Idealfall kommt dadurch ein heiterer Austausch in Gang, bei welchem Betreuungskraft und Bewohner:in miteinander scherzen und sich gegenseitig die „Bälle" zuspielen.

Diese Strategie empfiehlt sich vor allem bei Personen, von denen man weiß, dass sie gern reden. Oft findet der heitere Austausch im Beisein der Gruppe statt. Dies kann ein zusätzlicher Verstärker sein. Das Lachen der anderen wirkt ermutigend und unterstützend. Menschen, die ihr Leben lang humorvoll und witzig gewesen sind, genießen es auch noch im Alter, die Menschen in ihrer Umgebung zum Lachen zu bringen.[227] Betrachten wir folgende Szene:

> *Hans sitzt mit der Gruppe beim Kaffee. Frau Brede jammert. Man könne nie sicher sein, ob man nicht bestohlen werde. Sie habe das Gefühl, jemand sei an ihrem Schrank gewesen. Große, starke Männer seien in ihrem Zimmer gewesen. Zum Glück sei nichts Wertvolles entwendet worden. Die Männer hätten lediglich etwas Wäsche mitgenommen. Hans erklärt mitfühlend, so etwas sollte eigentlich nicht passieren. Dann, nach einer kurzen Pause, fragt er, was die Männer nun wohl mit der Wäsche machen würden. Ob sie diese wohl selber tragen würden? Eine der Frauen lacht kurz auf. Auch Frau Brede muss lachen. Sie erklärt, dies sähe sicher sehr ulkig aus. Hans knüpft hieran an und sagt: „Stellen Sie sich vor,* ich *würde Ihre Wäsche tragen, Frau Brede!" Frau Brede amüsiert sich. Ihre Sachen seien ja viel zu eng für Hans, er könne sie sich gar nicht über den Kopf ziehen. In diesem Stil geht es weiter. In der Gruppe herrscht große Heiterkeit.*

227 Vgl. Buckwalter et al. (2013).

Was zeigt das Beispiel? Humor dient hier als Spannungsregulator und „Angstlöser“[228]. Frau Brede hat Angst vor Dieben. Sie berichtet von „großen, starken Männern“, die in ihr Zimmer eingedrungen seien. Diese hätten Wäsche entwendet. Nun hat die Vorstellung von großen Männern, die die Wäsche einer alten Frau stehlen, durchaus ihre Komik. Auf diese Komik zielt Hans' Frage, ob die Männer die Sachen wohl selbst tragen würden.

Der Weg, den Hans hier einschlägt, ist nicht ohne Risiko. Eine andere Person hätte sich in diesem Moment vielleicht veralbert gefühlt. Nicht so Frau Brede. Sie ist eine Frau mit viel Humor, und Hans weiß dies auch. Frau Brede ist in der Lage, sich über ihre Situation zu stellen und die Dinge aus einer humorvollen Sicht zu betrachten. Es entsteht ein heiteres Geplänkel zwischen Hans und ihr. Das Thema „Diebstahl“ wird hierbei in ein anderes, heiteres Thema transformiert, nämlich in das Thema „Männer in Frauenkleidung“, über das nun alle ausgelassen lachen und scherzen.

So weit zu der obigen Szene. Eine andere Strategie, um eine Person aufzuheitern, besteht darin, ein völlig neues Thema zur Sprache zu bringen. Man knüpft ein Gespräch an, das mit dem Kummer der betreffenden Person in keinerlei Zusammenhang steht. Man lenkt die Person von ihren Problemen ab, indem man ihre Aufmerksamkeit für etwas weckt, das ihr Vergnügen bereitet.[229]

Weiter oben hatten wir bereits ein Beispiel dazu kennengelernt: Die Bewohnerin Frau Delitz fragt nach dem Verbleib ihres Eherings. Die Erklärung, die die Betreuerin ihr gibt, ist schnell wieder vergessen. Die Frage wird erneut gestellt. Es kommt zu einer Situation des perseverierenden Verhaltens, die für alle Beteiligten anstrengend ist.[230] Um diesen negativen Prozess zu durchbrechen, verwickelt die Betreuerin Frau Delitz in ein Spiel. Sie soll der Betreuerin Sätze in ihrer polnischen Muttersprache beibringen, mit denen man Männer ansprechen

228 Gutmann (2016), S. 115; ähnlich: Bischofberger (2008), S. 51.

229 Zu heiteren Ablenkungsmanövern vgl. auch Sachweh (2008), S. 235.

230 Zu perseverierendem Verhalten vgl. Zgola (1993), S. 30; ferner: Kitwood (2019), S. 114.

kann. Frau Delitz lässt sich darauf ein. Es entsteht eine lustige Interaktion, die auch die anderen zum Lachen bringt.[231]

Damit diese Strategie gelingt, muss die Betreuungskraft natürlich genau das Thema treffen – oder eines der Themen –, das der betreffenden Person Vergnügen bereitet. Bei Frau Delitz sind dies Gespräche rund um ihre polnische Muttersprache. Bei anderen Bewohner:innen sind es andere Themen, seien es lustige Erlebnisse mit Tieren, seien es Sternzeichen und Horoskope.[232] Erfahrene Betreuungskräfte wissen in der Regel recht gut darüber Bescheid, was den einzelnen Bewohner:innen Freude macht.

Oft kann man, dies sei zusammenfassend festgehalten, Bewohner:innen aufheitern, indem man sie in ein lustiges Gespräch verwickelt. Teilweise gelingt es, die Probleme, die der Person Kummer bereiten, aus einer heiteren Perspektive zu beleuchten (wie in dem Beispiel mit der Wäsche). Dies ist aber nicht ohne Risiko. Alternativ kann man kritische Situationen auch dadurch entspannen, dass man ein ganz neues Thema einführt, ein Thema, von dem man weiß, dass es die Person von ihrem Kummer ablenken wird.

5.4 Der Humor sollte inkludierend sein

Eingangs sind wir bereits auf das Konzept der Validierung eingegangen.[233] Für eine demenzgerechte Betreuung ist wichtig, den Betroffenen das Gefühl zu geben, akzeptiert zu sein – und zwar auch in kritischen Momenten. Menschen mit Demenz sollte man nach Möglichkeit nicht mit ihren Fehlern konfrontieren. Auch sollte darauf geachtet werden, dass niemand zur oder zum Außenseiter:in wird.

231 Vgl. die Beschreibung der Szene oben, in Abschnitt 2.7.

232 Vgl. die weiter oben geschilderte Szene mit den Horoskopen und Sternzeichen oben, in Abschnitt 4.2.2.

233 Naomi Feil und de Klerk-Rubin (1990).

Bei der Betreuung demenziell erkrankter Personen ist zu beachten, „dass der Mensch ein Gruppenwesen ist"[234]. Die Einbindung in die Gemeinschaft trägt dazu bei, die Bewohner:innen psychisch zu stabilisieren.[235] Erfahrene Betreuungskräfte sorgen dafür, dass in der Gruppe ein gutes Sozialklima herrscht und alle sich einbezogen fühlen.

Humor, geschickt eingesetzt, erzeugt eine inkludierende Atmosphäre. Manche Autor:innen sprechen in diesem Zusammenhang von einer „therapeutischen Atmosphäre"[236]. Eine therapeutische Atmosphäre hilft den Bewohner:innen, sich zu entspannen und sich wohl zu fühlen. Niemand muss sich für etwas schämen. Äußerungen werden nicht bewertet. Man fühlt sich geborgen. Alle Anwesenden können darauf vertrauen, dass ihnen nichts übelgenommen wird.

Betrachten wir dazu das folgende Beispiel. Die Szene beginnt ähnlich wie eine der Szenen, die wir oben im Kapitel über negativen Humor besprochen hatten.[237] Dort war es so gewesen, dass eine Bewohnerin eine unangemessene Bemerkung gemacht hatte („Du hast einen großen Hintern"). Erika, in dieser Weise angesprochen, hatte verärgert reagiert („Und Sie haben ein großes Mundwerk!"). – Sehen wir nun, wie Erika sich in der folgenden Situation verhält:

Erika betritt die Wohnbereichsküche. Eine Gruppe von Bewohner:innen sitzt am Tisch. „Du hast einen breiten Hintern", sagt eine von ihnen. Erika lacht und erwidert: „Ja gut, in meiner Familie war es so, meine Kinder sind immer mehr in die Höhe geschossen, und ich bin immer mehr in die Breite gegangen." Dies erzeugt allgemeine Heiterkeit. „Das kenne ich", sagt eine der Frauen und schmunzelt.

Erikas Verhalten in der beschriebenen Situation ist vorbildlich. Statt mit gleicher Münze zurückzuzahlen, verhält sie sich versöhnlich und

234 Bartholomeyczik et al. (2006), S. 30.
235 Ebd., S. 28.
236 Siegel et al. (2020). Vgl. auch den Eintrag im Online-Lexikon der APA (American Psychological Association): dictionary.apa.org/therapeutic-atmosphere.
237 Vgl. oben, Abschnitt 3.3.

validierend. Der eingesetzte Humor ist freundlich und entwaffnend. Durch die Erwähnung ihrer Kinder bringt Erika ein familiäres Element mit ins Spiel. Die Bewohnerin, die die Bemerkung über den „Hintern“ gemacht hatte, wird nicht zurechtgewiesen. Durch Erikas Antwort wird ihrer Bemerkung die Schärfe genommen.

Das Ziel einer modernen und zeitgemäßen Demenzbetreuung besteht darin, die Bewohner:innen in ihrem Personsein zu stärken.[238] Manches, was demenziell erkrankte Menschen sagen oder tun, ist sozial unangemessen. In solchen Situationen kann es hilfreich sein, Humor einzusetzen – und zwar so, dass der Fauxpas elegant überspielt wird und der betreffenden Person Beschämung erspart bleibt. Humor, geschickt eingesetzt, ist versöhnlich, entwaffnend und sozial integrierend.[239]

Manchmal geschieht es in der Arbeit mit demenziell erkrankten Menschen, dass einzelne Bewohner:innen, die sich besonders auffällig oder provozierend verhalten, von den anderen Bewohner:innen geschimpft werden. Das Verhalten der betreffenden Person stört die gesamte Gruppe. Es ist klar, dass die Betreuungskräfte in solchen Situationen intervenieren müssen. Angeführt sei ein Beispiel:

> *Eine der Bewohnerinnen, eine Frau Kahn, ist für ihre sarkastischen Kommentare bekannt. Es gibt nichts, woran sie nichts auszusetzen hätte. Die anderen Bewohner:innen reagieren genervt. Sie rufen: „Jetzt reiß dich mal zusammen“ und „Du kannst nur eines, andere runtermachen“ usw. – In solchen Momenten ist es oft Hans, der Frau Kahn verteidigt. Er nimmt ihre Hand und sagt: „Frau Kahn ist schon in Ordnung. Glauben Sie mir: Ohne Sie würde etwas fehlen.“ Er fügt hinzu: „Frau Kahn bringt …“ – und Frau Kahn ergänzt lachend: „Sie bringt die Power!“*

238 Vgl. Kitwood (2019).
239 Vgl. Hirsch (2019a), S. 88 ff.

Die Szene zeigt Folgendes: Frau Kahn stört die gesamte Gruppe. In der demenztherapeutischen Literatur wird empfohlen – neben anderen Maßnahmen –, in solchen Situationen bei den Mitgliedern der Gruppe um Verständnis für die betreffende Person zu werben. Man kann die Person in Schutz nehmen, man kann Gründe für ihr sonderbares Verhalten geltend machen.[240] Genau dies ist es, was Hans hier tut. Er nimmt Frau Kahn in Schutz. Allerdings sieht die Verteidigung nicht so aus, dass Hans rationale Argumente vorbringt. Seine Intervention erfolgt auf einer emotionalen Ebene. Er bemüht sich, Frau Kahns Verhalten in ein positives Licht zu rücken.

Weiter unten werden wir noch mehr über das Verhältnis zwischen Frau Kahn und Hans erfahren. Zwischen beiden gibt es viele Spannungen, es herrscht aber auch große gegenseitige Sympathie zwischen ihnen. Hans bezeichnet Frau Kahn oft als seine „spezielle Freundin". Er versucht, die vielen sarkastischen Kommentare, die von ihr kommen, humorvoll abzufedern. Oft ist er – so wie in der obigen Szene – eine Art Mittler zwischen Frau Kahn und der Gruppe.

Fazit: Der eingesetzte Humor sollte sozial integrierend sein. Erfahrene Betreuungskräfte erzeugen eine Atmosphäre, in der sich alle geborgen fühlen. Diese Atmosphäre lässt sich so beschreiben: Die Anwesenden fühlen sich akzeptiert. Ihnen muss nichts peinlich sein. Auch Dinge, die vielleicht etwas „schräg" oder „skurril" erscheinen, dürfen geäußert werden.[241] Humor trägt dazu bei, die Wogen zu glätten. Es herrscht Toleranz und Wohlwollen, und es wird darauf geachtet, dass niemand zur oder zum Außenseiter:in wird.

5.5 Machen Sie Gebrauch von scherzhaften Balgereien!

Es ist eine bekannte Tatsache, dass Menschen mit Demenz in der Regel positiv auf Berührungen und Körperkontakte reagieren. Dies kann

240 Vgl. Bartholomeyczik et al. (2006), S. 72.
241 Ähnlich äußert sich Sonntag (2016), S. 181.

eingesetzt werden, um herausforderndes Verhalten zu verringern. Körperliche Nähe wirkt psychisch stabilisierend. Sie beruhigt, reduziert Stress und stiftet ein Gefühl von Schutz und Geborgenheit.[242]

Beim Thema der Berührungen denkt mancher wohl als Erstes an Streicheln, in den Arm nehmen, Massieren und andere Gesten des Tröstens, des Mitgefühls und der Zärtlichkeit. Aber auch Berührungen, die ins Neckische gehen, heitere kleine Balgereien und Rangeleien können dazu beitragen, problematische Situationen zu entspannen. Humorvolle Rangeleien enthalten natürlich immer eine Prise Aggressivität. Es handelt sich aber um positive Aggression.[243] Das aggressive Element ist humorvoll verpackt und in ein harmloses Spiel eingebettet.

Wie erfrischend lustige Balgereien sein können, zeigt die folgende Beschreibung aus einem der Interviews:

> *Eine Betreuungskraft erzählt: „Menschen mit Demenz sind oft agitiert. Bei uns auf der Station gibt es eine Bewohnerin, die sehr schwierig ist. Oft wusste ich nicht, womit ich sie beruhigen kann. Einmal habe ich mir mit ihr eine lustige Kissenschlacht geliefert. Die Initiative dazu ging von ihr aus! Wir haben es später noch viele Male wiederholt. Es macht ihr Spaß. Außerdem, glaube ich, hilft es ihr, sich auszutoben, sich abzureagieren."*

Die lustige Rangelei wird hier zum Ventil. Indem die Betreuungskraft sich mit der Bewohnerin auf diese Ebene begibt, gibt sie ihr Gelegenheit, sich abzureagieren. Aggressionen, wenn sie in dieser Weise ausgelebt werden, sind nichts „Schlechtes". Sie sind Ausdruck von Lebendigkeit. Wenn es gelingt, einen spielerischen Rahmen bereitzustellen, in welchem Aggressionen ausgetobt werden können, dann hat man viel erreicht.

242 Vgl. Bartholomeyczik et al. (2006), S. 102 ff.; ferner: Fröhlich (1992) sowie Vortherms (1991).

243 Zum Thema der positiven und lebensbejahenden Aggressionen vgl. Titze (1995).

Im Prinzip können lustige Balgereien viele Formen annehmen. Oft sind Gegenstände mit im Spiel. Hierbei handelt es sich meist um Alltagsgegenstände, die zu lustigem Spielmaterial umfunktioniert werden. Man nutzt – wie es in der Sprache der Clownskunst heißt – „das Material des Augenblicks“[244]. Im obigen Beispiel sind dies die Kissen. Auch Wasser kann zum Spielobjekt werden. So erzählte eine ehemalige Pflegefachkraft, eine Bewohner:in im mittleren Stadium der Demenz habe immer, wenn sie gebadet worden sei, die Pflegekräfte von oben bis unten nass gespritzt. Dies sei sehr amüsant gewesen.

Das wichtigste Werkzeug bei der Betreuung demenziell erkrankter Menschen ist die eigene Person.[245] Hierzu gehört auch der Körper. Der Körper ist ein wichtiges Mittel, um mit den Bewohner:innen in Kontakt zu treten.

Heitere Rangeleien sind Ausdruck positiver Aggression, gleichzeitig sind sie aber auch Ausdruck der Nähe zwischen den Betreuenden und den Betreuten. Sie sind in dieser Form nur möglich, wenn zwischen beiden Beteiligten eine lebendige, von gegenseitigem Vertrauen geprägte Beziehung besteht.[246]

Die wohltuende Wirkung scherzhafter Balgereien ist auch aus anderen therapeutischen Kontexten bekannt, vor allem aus der Betreuung geistig behinderter Jugendlicher. Die Sonderpädagogin *Mieke Janssens* beschreibt in ihrem Buch „Humor als Intervention“ Situationen, in denen die Betreuungskräfte sich mit ihren Klient:innen auf spielerische Kämpfe einlassen (etwa: es wird um ein Bonbon gerungen).[247] Sie zeigt, wie dies zur Entspannung der Situation beiträgt.

Es ist klar, dass man im Umgang mit hochaltrigen Menschen um einiges vorsichtiger sein muss als bei den Jugendlichen. Lustige Rangeleien haben aber auch hier ihren Stellenwert. – Betrachten wir folgendes Beispiel:

244 Pfandl-Waidgasser (2011), S. 14.
245 Vgl. Bartholomeyczik et al. (2006), S. 33.
246 Vgl. Herberg (2021d), S. 9.
247 Janssens (2010).

> *Inka gestaltet mit der Gruppe einen Adventskranz. Frau Kahn macht dazu spöttische Bemerkungen. „Wenn das so weitergeht, sind wir bis Neujahr nicht fertig", ist nur einer der Sprüche, die sie auf Lager hat. Inka wirft einige genervte Blicke in Richtung von Frau Kahn. Als deren Provokationen immer massiver werden, schreitet Inka zur Tat: Sie nähert sich Frau Kahns Kopf mit dem Engelshaar. Sie sagt: „Dieses Lametta würde Ihnen auch gut stehen!" Frau Kahn kreischt. „Geh weg!", ruft sie. Es kommt zu einer kleinen Rangelei. Frau Kahn wehrt die Attacke erfolgreich ab. „Ich brauche das nicht", sagt sie grinsend. „Dass ich schöner bin als der Weihnachtsbaum, ist mir sowieso klar."*

Was wird hier deutlich? Frau Kahn verhält sich störend. Sie hat ihren ganz eigenen, provozierenden Humor. Inkas Intervention sieht nun so aus, dass sie sich mit Frau Kahn auf die Ebene scherzhafter Handgreiflichkeiten begibt. Das Engelshaar bzw. Lametta wird dabei zur komischen Requisite. Dies macht Frau Kahn Spaß. Inkas Intervention hat dazu beigetragen, die Situation zu entspannen.

Frau Kahn, so sei noch hinzugefügt, ist zwar eine schwierige Bewohnerin, sie hat aber viel Sinn für Humor. Bei den scherzhaften Balgereien mit Inka (und den anderen Betreuungskräften) weiß sie sich durchaus zu wehren. Sie ist nie beleidigt. Die körperlichen Balgereien sind wie der „Schlüssel", der genau in das „Schloss" ihres persönlichen Humors passt. Entscheidend ist hierbei, dass man die betreffende Person kennt und weiß, worauf sie gut anspricht.[248]

Lustige Rangeleien können, das sei an dieser Stelle festgehalten, in bestimmten Situationen helfen, agitierte Bewohner:innen zu beruhigen. Sie sind ein Ventil, das der betreffenden Person hilft, ihre überschüssigen Energien abzureagieren. Natürlich sind solche Rangeleien im Kontext eines Altenheims immer ein gewisser Rahmenbruch. Dies hat seine eigene Komik. Betreuungskräfte, die sich mit den Bewohner:innen auf diese Ebene begeben, sollten eine Extraportion Vorsicht und Fingerspitzengefühl mitbringen.

248 Vgl. Bartholomeyczik et al. (2006), S. 35.

5.6 Die Kunst, heitere „Frotzel-Beziehungen" einzugehen

Verweilen wir noch etwas beim Thema des aggressiven Humors. Eine Form des Scherzens, die unter nicht-dementen Menschen weitverbreitet ist, sind witzige Frotzeleien. Man sagt einander kleine Unverschämtheiten. Es entfaltet sich ein lustiger Schlagabtausch, bei dem zwar alle Regeln der Höflichkeit verletzt werden, der von den Beteiligten aber als amüsant empfunden wird.[249]

Oben hatten wir gesagt, dass Menschen mit Demenz auf Spott, Ironie und Schlagfertigkeit meist nicht sehr gut zu sprechen sind.[250] Auch wenn sie manchmal unangemessene, verletzende Bemerkungen machen – Frotzeleien im Sinne des gegenseitigen scherzhaften Austauschs von Respektlosigkeiten liegen ihnen in der Regel nicht. Menschen mit Demenz sind vulnerabel.[251] Es fehlt ihnen das für das Frotzeln nötige Selbstbewusstsein. Auch verfügen sie meist nicht mehr über die nötige geistige Schärfe und sprachliche Gewandtheit.

Jedoch – es gibt Ausnahmen. Manche Person, die ihr Leben lang diese spezielle Art von Humor kultiviert hat, verfügt auch noch trotz fortgeschrittener Demenz über diese Fähigkeit. Betrachten wir die folgende Schilderung aus einem Interview mit einer Betreuungskraft:

> *„Die meisten Bewohnerinnen werden von mir mit Samthandschuhen angefasst. Der eingesetzte Humor ist eigentlich immer harmlos. Manchmal hat man eine Bewohnerin, mit der das anders ist. Etwas burschikoser, sag ich mal. Man wird gleich mit einer Beleidigung begrüßt. Dann sagt man: ‚Oh, Sie sind ja wieder so charmant.' In dem Stil geht es dann weiter. Aber es sind immer nur einzelne Leute, mit denen man das so machen kann. Die brauchen das irgendwie* (lacht). *Aber man muss natürlich aufpassen, dass es nicht entgleist."*

249 Zum Frotzeln als spezieller „Humorgattung" vgl. Kotthoff (1998), S. 38 ff.
250 Vgl. oben, Kapitel 3.
251 Vgl. Kitwood (2019).

Die Beschreibung ist aus mehreren Gründen interessant. Zum einen wird deutlich, dass nur einige wenige Bewohner:innen für diese Art von Humor empfänglich sind. Mit ihnen kann man sich Frotzeleien liefern. Die übrigen werden von den Betreuungskräften anders behandelt, nämlich mit großer Behutsamkeit.

Ferner zeigt die Passage, dass das Frotzeln nicht ohne Risiko ist. Die Betreuungskräfte müssen, damit die Situation nicht entgleist, stets eine beschützende Haltung aufrechterhalten.[252] Sie müssen darauf achten, dass die kleinen Provokationen, die man sich gegenseitig an den Kopf wirft, nicht eine gewisse Schwelle überschreiten. Die Betreuungskräfte dürfen nie vergessen, dass die Bewohner:innen ihre Schützlinge sind und dass es darum geht, sie in ihrem Personsein zu stärken.

Was bedeutet dies alles nun für den Umgang mit herausforderndem Verhalten? Manche Bewohner:innen erscheinen feindselig, aggressiv, zynisch. Sie stehen im Ruf, Querulant:innen zu sein. Um die Situation zu entspannen, kann es hilfreich sein, die betreffende Person in kleine Frotzeleien zu verwickeln. Das als störend empfundene Verhalten wird hierdurch in eine erträglichere Form gebracht. Das Problemverhalten wird „kanalisiert", in ein Spiel eingebettet.[253]

Ein Beispiel hierfür ist die erwähnte Bewohnerin Frau Kahn. Ihr Verhalten ist so, dass es allgemein als störend empfunden wird. An Tagen, an denen Hans im Dienst ist, ist Frau Kahn viel ausgeglichener als sonst. Hans liefert sich mit ihr kleine Frotzeleien. Er hat eine spezielle Beziehung, eine „Frotzel-Beziehung" zu ihr aufgebaut.[254] Auf diese Weise gelingt es ihm, Frau Kahn zu beschäftigen und sie in das soziale Geschehen einzubeziehen. Betrachten wir die folgende Beschreibung:

> *Zwischen Hans und Frau Kahn besteht eine spezielle Beziehung. Hans nennt Frau Kahn seine „spezielle Freundin". Er behandelt sie anders als die anderen Bewohner:innen. Beim Gedächtnistraining richtet er*

252 Vgl. Herberg (2021d), S. 11.
253 Vgl. dazu auch die Beispiele in Pfandl-Waidgasser (2011).
254 Das Konzept der „Frotzel-Beziehung" (Joking Relationship) stammt ursprünglich aus der Erforschung afrikanischer Gesellschaften. Vgl. Radcliffe-Brown (1940).

das Wort direkt an sie. Er konfrontiert sie mit der recht brüsk gestellten Frage, ob sie backen könne. „Ja, ich kann dir *eine backen!", lautet die Antwort. Später sagt sie noch: „Warum willst du das alles wissen? Du musst mich ja nicht heiraten!"*

Ständig wird Hans von Frau Kahn aufgezogen. Meist gibt er ironische Antworten oder er boxt sie sanft in den Oberarm. „Passen Sie auf, gleich stehen Sie ohne Hose da!", sagt Frau Kahn, als Hans sich mehrere Male an einem Tag die (etwas zu weite) Hose hochzieht. „Das hätten Sie wohl gern", erwidert Hans. „Sie haben mich durchschaut", sagt Frau Kahn und lacht.

Was zeigt das Beispiel? Für eine Person mit Demenz ist Frau Kahn erstaunlich schlagfertig. Sie ist spitzzüngig und ironisch. Auch ist sie eine scharfe Beobachterin. Sie ist nicht nur gut im „Austeilen", sie verfügt auch über beachtliche „Nehmer-Qualitäten". Der Betreuer Hans lässt sich mit ihr auf allerlei Frotzeleien ein. Dies hat einen normalisierenden Effekt.

Frau Kahns provozierende Art geht vielen Leuten auf der Station sehr auf die Nerven. Es ist aber eben ihre Art, mit den Menschen in ihrer Umgebung in Kontakt zu treten. Im Grunde ist Frau Kahns Verhalten, auch wenn es auf den ersten Blick nicht so erscheint, eine Form des „bindungssuchenden Verhaltens"[255]. Hans hat dies erkannt und nutzt Frau Kahns Freude am Frotzeln geschickt als therapeutische Ressource.

Die meisten Menschen mit Demenz sind, so das Fazit, für Frotzeleien nicht sehr empfänglich. Sie haben es gern etwas harmonischer. Manche Bewohner:innen verfügen aber – trotz ihrer Krankheit – über große Könnerschaft auf diesem Gebiet. Wenn man sich mit ihnen auf diese Ebene begibt, so kann dies helfen, aufgeladene Situationen zu entspannen. So manches störende Verhalten wird hierdurch entschärft und in ein Spiel eingebettet.

255 Zu diesem Konzept vgl. Stuhlmann (2011).

5.7 Manchmal helfen Geduld und ein Lächeln

Humor hat viele Facetten. Er kann temperamentvoll sein, skurril und clownesk. Er kann aber auch stillere Formen annehmen. Humor kann laut und ausdrucksstark sein, manchmal äußert er sich aber einfach nur in einer kleinen Geste, einer Andeutung, einem Lächeln.[256]

Was heißt dies nun für den Umgang mit herausforderndem Verhalten? In Situationen, in denen die ganze Gruppe in heller Aufregung ist, wird man in der Regel starke Impulse setzen müssen, um überhaupt durchzudringen. Das Spektrum an Möglichkeiten ist groß, wie wir gesehen haben. Daneben gibt es freilich auch Momente, in denen andere, etwas dezentere Formen von Humor angemessen sind.

Eine Meisterin des stillen Humors ist die Betreuerin Monika. Wir hatten eingangs ja schon gehört, was die anderen Betreuungskräfte im Haus Erlenhof über sie sagen: Sie habe eine besondere Ausstrahlung. Ihr Humor komme „von innen“[257]. – Wie es Monika gelingt, mit ihrem stillen Humor kritische Situationen zu meistern, zeigt die folgende Szene:

Ich begleite Monika zu einer Einzelbetreuung bei Frau Peters. Frau Peters beginnt sofort zu schimpfen. Sie schimpft über den Heimleiter, über die Ärztinnen und Ärzte, über das Essen. Für eine Frau im mittleren Stadium der Demenz ist Frau Peters erstaunlich eloquent.
Monika hört sich alles geduldig an. Sie sitzt ganz nah bei Frau Peters. Sie lächelt. Ihr Lächeln ist voller Güte. Nach einer Weile wird Frau Peters etwas ruhiger. Gegen Ende der Sitzung wendet Frau Peters sich an mich und sagt: „Das hätt'ste nicht gedacht, was, mein Junge, dass eine alte Frau noch so quasseln kann.“ Wir lachen und verabschieden uns. Später macht Monika einen Eintrag in der Pflegedokumentation: „Bew. schimpfte die gesamte Zeit. Anschließend wirkte sie aber doch erleichtert.“

256 Zu den verschiedenen Ausdrucksformen von Humor vgl. oben, Abschnitt 2.1.
257 Ebd.

Die beschriebene Situation ist negativ aufgeladen. Die Bewohnerin Frau Peters liefert eine lange Schimpftirade. Manche andere Betreuungskraft hätte ein Gespräch wie dieses vielleicht rasch beendet, um möglichst schnell den Raum zu verlassen. Nicht so Monika. Sie bleibt. Durch ihr Lächeln und ihre Körpersprache signalisiert sie Wohlwollen. Ihr Lächeln scheint zu sagen: „Ich glaube fest daran, dass, wenn das Gewitter vorbei ist, wieder Sonnenschein herrschen wird."

Und genauso kommt es dann auch. Unter dem Eindruck von Monikas Lächeln wird die Bewohnerin immer ruhiger – bis sie schließlich sogar einen Witz darüber macht, dass sie trotz ihres Alters immer noch so viel „quasseln" könne. Wie das Beispiel zeigt, kann auch ein eher stiller Humor große Intensität entfalten. Monika verhält sich validierend. Ihr Humor ist gütig und verständnisvoll.

In der humortheoretischen Literatur wird Humor, so wie Monika ihn hier an den Tag legt, in Verbindung gebracht mit menschlicher Reife.[258] Erfahrene Betreuungskräfte sind sich dessen bewusst, dass die Bewohner:innen nicht immer „lieb" sein können. Auch Aggressionen gehören zum Menschsein. Wer dies akzeptiert, dem wird es gelingen, auch in problematischen Situationen eine Haltung der heiteren Gelassenheit zu bewahren.

Aber nicht nur Monika, auch die anderen Betreuenden im Haus *Erlenhof* machten in bestimmten Situationen Gebrauch von einem eher stillen Humor, einem Humor der leisen Töne. Angeführt sei ein Beispiel:

> *Herr Preuss ist ein eher unauffälliger Bewohner. Manchmal allerdings kommt es zu Wutausbrüchen. Eines Abends versucht Betreuerin Inka, Herrn Preuss zum Essen zu motivieren. Sie sagt: „Herr Preuss, bitte essen Sie Ihren Milchreis." Herr Preuss beginnt laut zu schreien. Er ruft immer wieder mit schriller Stimme: „Herr Preuss! Der Reis!" – Es ist offensichtlich, dass Herr Preuss hierbei Inka nachzuäffen ver-*

258 Vgl. Hartmann (1953). Humor, so heißt es dort, sei die Fähigkeit, „am Komischen das menschlich-Rührende und Liebenswürdige zu sehen". Echter Humor habe stets „die Färbung des Wohlwollens und der Gutmütigkeit" (S. 418).

sucht. Inka hält inne. Sie lächelt verlegen und fragt: „Bin ich wirklich so schlimm?" – „Ja", antwortet Herr Preuss. Beide lachen. Schnell entspannt sich die Lage.

Was zeigt die Szene? Herr Preuss verhält sich aggressiv. Die Ursache hierfür ist nicht schwer zu erkennen: Herr Preuss empfindet die Weise, in welcher er von der Betreuerin Inka zum Essen aufgefordert wird, als übergriffig. Die Art, wie er Inka nachahmt, ist ein Protest gegen die Bevormundung.[259]

Was nun Inka betrifft, so nimmt diese die Sache nicht persönlich. Sie reagiert freundlich und ruhig. Inka versteht sofort, was Herrn Preuss verärgert hat. Sie fragt: „Bin ich wirklich so schlimm?" Diese Frage hat etwas Entwaffnendes. Prompt kommt die Antwort „Ja". Beide lachen. Mit ihrer Geduld und ihrer Selbstironie hat Inka die Situation geschickt aufgelöst.

Wie deutlich geworden sein dürfte, sind es in manchen Situationen die eher sanften und stillen Formen von Humor, die zum Erfolg führen. Die konfliktregulierende Kraft des Humors steckt manchmal in einer kleinen Geste und einem freundlichen Lächeln. Erfahrene Betreuungskräfte beherrschen auch dieses Register.

*

So weit einige Anregungen zum humorvollen Umgang mit Problemsituationen. Fassen wir das Kapitel noch einmal kurz zusammen. „Verhaltensweisen von Menschen mit Demenz fordern unsere gewohnten Denk- und Handlungsmuster heraus", schreiben die Demenzexpert:innen *Roes et al.*[260] Humor ist ein wichtiges Werkzeug im Umgang mit herausforderndem Verhalten. Humor besitzt das Potenzial, schwierige

259 Ein ähnliches Beispiel schildert Moos (2011), S. 340. Erfahrene Betreuungskräfte sind sich dessen bewusst, dass aggressive Verhaltensweisen der Bewohner:innen sehr wohl ein Protest gegen ein als übergriffig empfundenes Verhalten der Pflege- und Betreuungskräfte sein können.

260 Roes et al. (2019 b), S. 44.

Situationen zu transformieren und problematischen Ereignissen die Schärfe zu nehmen.

Der eingesetzte Humor kann viele Formen annehmen. Er kann laut und clownesk sein. Die Humorintervention kann aber auch darin bestehen, mit der betreffenden Person ein amüsantes Gespräch anzuknüpfen. Und Humor kann, wie wir gesehen haben, in bestimmten Situationen auch eine eher leise und sanfte Gestalt annehmen.

Wie auch immer man Humor einsetzt, stets ist darauf zu achten, dass die Intervention von echter Sympathie getragen ist. Genau dieser emotionale Aspekt ist es, auf den Menschen mit Demenz besonders empfänglich regieren.[261] In aufgeladenen Situationen ist es wenig hilfreich, den Weg über den Verstand zu suchen oder in argumentative Auseinandersetzungen einzutreten.[262] Wer Humor einsetzt, der beschreitet einen anderen Weg, nämlich den Weg über die Gefühle, über Stimmungen und über die Herstellung einer positiven Atmosphäre.

„Finding common ground“, so lautet der Titel der eingangs zitierten Studie der beiden Ergotherapeutinnen *Rosa* und *Hasselkus*.[263] Humor hilft, auch in schwierigen Momenten eine gemeinsame Grundlage zu finden. Humor baut Brücken. Richtig eingesetzt, ist Humor versöhnlich und gemeinschaftsstiftend. Was sich auf dem Weg über den Humor herstellen lässt, sind Situationen der affektiven Gleichgestimmtheit; Situationen, in denen die Beteiligten das Gefühl haben, auf der gleichen „Wellenlänge“ zu schwingen.

261 Vgl. Baer und Schotte-Lange (2013).
262 Vgl. Sachweh (2008), S. 223.
263 Rosa und Hasselkus (2005).

6 Auf dem Weg zur humorfreundlichen Organisation

Humor, so wird gesagt, funktioniert ähnlich wie ein Stoßdämpfer.[264] Die Abläufe in einer Organisation oder in einem Betrieb sind oft holprig. Humor hilft, so manchen Stoß abzufedern. Humor hilft bei der Bewältigung der unterschiedlichsten Arten von Problemen, die in Organisationen auftreten können.[265]

Auf das bahnbrechende Buch von *Vera Robinson* über therapeutischen Humor hatten wir eingangs schon hingewiesen.[266] Bestrebungen, den Humor in den Organisationen des Gesundheitssystems zu verankern, können inzwischen auf eine mehr als 30-jährige Geschichte zurückblicken.[267] Heute gehört Humor fest zur Normalität. Er fällt nicht nur in die Domäne der Klinikclowns. Auch das reguläre Personal hat den Humor für sich entdeckt. Dies gilt für Krankenhäuser ebenso wie für Psychiatrien und Pflegeheime.

Wer heute mit demenziell erkrankten Menschen arbeitet und dies in einer humorvollen Weise tut, sollte daher nicht das Gefühl haben, „Einzelkämpfer:in" zu sein. Er oder sie sollte darauf vertrauen können, dass das eigene Tun in Einklang mit den Zielen der Organisation steht und dass Humor auch vonseiten der Vorgesetzten erwünscht ist und unterstützt wird. Ein modernes, demenzgerechtes Heim ist ein Heim, das offen ist für Humor, für Spiel, Spaß und Heiterkeit.

Was heißt dies nun aber konkret? Wie können organisatorische Routinen, Abläufe und Verfahren so gestaltet werden, dass Humor un-

264 Vgl. Eastman (1922), S. 21.
265 Vgl. Bassoux (1996); ferner: Hausendorf (2019).
266 Robinson (1999).
267 Vgl. Bischofberger (2008), S. 31 f.

terstützt wird? Wie kann der praktischen Bedeutung von Humor auch in organisatorischer Hinsicht Rechnung getragen werden?

Fragen wie diese werden seit einiger Zeit unter dem Stichwort des „Humormanagements“ erörtert.[268] Der Pflegewissenschaftler *Christian Kolb* entwickelte einen speziellen „Expertenstandard Humormanagement“ mit dem Ziel, die Abläufe in Krankenhäusern und Pflegeeinrichtungen gezielt an Kriterien des Humors auszurichten.[269]

Folgende Aspekte verdienen bei der Einführung eines Humormanagements Berücksichtigung:

- Der Weg zur humorfreundlichen Organisation beginnt in der Regel mit einem intensiven *Kommunikations- und Diskussionsprozess*. Die Beteiligten tauschen sich darüber aus, was Humor eigentlich ist und wozu er dienen soll. Es werden gemeinsame Vorstellungen formuliert, welche Formen von Humor erwünscht sind und wie die Arbeitsprozesse humorvoll gestaltet werden können.

- Wichtig für ein funktionsfähiges Humormanagement ist die *aktive Unterstützung durch die Führungskräfte*. Stehen diese dem Humor ablehnend gegenüber, so wird sich dies auf die Vorgänge auf praktischer Ebene stets ungünstig auswirken. Die Vorgesetzten müssen sich mit den Vorzügen von Humor vertraut machen. Eventuell bestehende Vorbehalte gegenüber dem Humor gilt es zu überwinden.

- Humormanagement bedeutet ferner, dass *Informationen*, die mit der Anwendung von Humor zu tun haben, *dokumentiert und weitergegeben* werden. Auf diese Weise sind die Mitarbeiter:innen stets auf dem aktuellen Stand. Es entsteht ein gemeinsames Wissen darüber, was bei bestimmten Bewohner:innen und/oder in bestimmten Situationen gut ankommt und was weniger gut.

268 Hirsch (2019a), S. 239.
269 Kolb (2014).

- Wo von Humormanagement die Rede ist, dort sind immer auch Aspekte des *Personalmanagements* mit angesprochen. Der Humor der Mitarbeiter:innen ist eine Ressource, die es zu fördern gilt, etwa durch geeignete Seminare und Fortbildungen. In einer humorfreundlichen Organisation wird den Humorfähigkeiten der Organisationsmitglieder große Bedeutung beigemessen.

- Und schließlich bedeutet Humormanagement, dass die Organisation den Mitarbeiter:innen die benötigten *Ressourcen* zur Verfügung stellt. Dies betrifft zum einen die Anschaffung geeigneter Arbeitsmaterialien und Requisiten.[270] Ferner ist dafür zu sorgen, dass genügend Zeit zur Verfügung steht, um die Humorinterventionen in aller gebotenen Sorgfalt vorbereiten, durchführen und dokumentieren zu können.

So weit ein Überblick. Die genannten Aspekte werden in den folgenden Abschnitten noch genauer ausgeführt und mit Erfahrungen aus der Praxis untermauert werden.

Grundsätzlich stehen einer Organisation, die den Humor für sich nutzen möchte, zwei Wege offen. Sie kann versuchen, die nötigen Verbesserungen in Eigenregie durchzuführen. Es können aber auch die Dienste von professionellen Humorberater:innen in Anspruch genommen werden. Hierbei handelt es sich um einen noch relativ neuen Beruf.[271] Im Idealfall verfügt die oder der Beratende nicht nur über Expertise auf dem Gebiet des Humors, sondern auch über betriebswirtschaftliche und/oder organisationssoziologische Kenntnisse.

Bei Praktiker:innen führt das Wort „Humormanagement" oft zu Unbehagen. „Wir haben Qualitätsmanagement", so sagte eine Teilnehmerin eines der vom Verfasser durchgeführten Humorseminare, „und wir haben ein Qualitätshandbuch, das niemand liest. Jetzt sollen wir auch noch ein Humormanagement kriegen. Mit der eigentlichen

270 Vgl. Hirsch (2019a), S. 67 ff.
271 Vgl. Kunz und Sonnenschein (2014).

Arbeit hat das wenig zu tun. Meine Befürchtung ist, dass das nur zusätzliche Arbeit erzeugt."

Diese Bedenken müssen ernst genommen werden. Bei allen Bemühungen, Humor in den Abläufen der Organisation zu verankern, ist große Behutsamkeit vonnöten. Keinesfalls sollte der Prozess in ein Mehr an Bürokratie oder in zusätzlichen Arbeitsaufwand für die Beschäftigten ausarten. Die Abläufe sind so zu gestalten, dass sie zu den Bedürfnissen der Praxis passen. Handlungsleitend sollte das Motto sein, dass die Organisation für den Menschen da ist und nicht der Mensch für die Organisation.[272]

Auch gilt es zu beachten, dass viele Organisationen bereits ihre eigenen Humorgepflogenheiten haben. Das Humormanagement sollte diese Gepflogenheiten nicht ignorieren, sondern es sollte auf ihnen aufbauen.

Das vorliegende Kapitel ist daher nicht so zu verstehen, als gäbe es den *one best way*, das eine, stets anwendbare Patentrezept. In Fragen des Humors nach Standardlösungen zu suchen, hat wenig Sinn.[273] Jede Einrichtung muss für sich selbst herausfinden, was zu ihr passt. Die im Folgenden zusammengestellten Aspekte sind daher kein fertiges Organisationsmodell, sondern es sind lediglich Anregungen bzw. Eckpunkte.

6.1 Formulieren Sie mit den Kolleg:innen ein gemeinsames Humorkonzept!

Wo es Organisationen gibt, dort gibt es auch Regeln. Normalerweise sind die Regeln einer Organisation schriftlich festgelegt.[274] So verfügen Organisationen unter anderem über Dienstvorschriften, Stellen- und Aufgabenbeschreibungen, Qualitätshandbücher etc. Dies alles er-

272 Vgl. Bosetzky und Heinrich (1994).
273 So auch Bischofberger (2008), S. 16.
274 Vgl. Kieser und Kubicek (2020).

zeugt Verhaltenssicherheit und hilft, die Abläufe in der Organisation zu steuern.

Was Humor betrifft, so wird dieser nur selten zum Gegenstand von schriftlichen Regelungen. In den meisten Organisationen fällt er in den Bereich des Informellen.[275] Dies muss aber nicht zwangsläufig so sein. Organisationen können (und sollten) ihren eigenen „Humor-Standard“, ihr eigenes Humorkonzept entwickeln. Dies hat viele Vorteile. Eine interne Regelung zum Thema Humor sorgt für Orientierung. Auch kann auf diesem Wege dazu beigetragen werden, die Attraktivität der Organisation zu steigern.[276]

Wie könnte die Entwicklung eines solchen Konzepts nun konkret vor sich gehen? Prinzipiell wäre denkbar, dass die Initiative ganz bei der Unternehmensleitung liegt. Diese könnte eine interne Verhaltensrichtlinie zum Thema Humor formulieren und diese *qua* Anordnung durchsetzen. Ob die Regelung dann auch die erhofften Wirkungen hätte, ist allerdings zweifelhaft. „Aufgezwungener Humor tut selten gut“, schreibt *J. Gutmann*.[277] Die Gefahr ist groß, dass ein von „oben“ erlassener „Humor-Standard“ ein Stück Papier bleibt, das in der Praxis gar nicht weiter beachtet wird.

Die Formulierung einer Richtlinie zum Gebrauch von Humor muss aber nicht von „oben“ nach „unten“ erfolgen. Auch die umgekehrte Richtung ist denkbar, das heißt, die betreffenden Bestimmungen können auch von den Mitarbeiter:innen selbst formuliert werden. Auf diese Weise wäre sichergestellt, dass es sich bei den Regeln nicht um eine „Kopfgeburt“ des Managements handelt, sondern dass sie aus der Praxis heraus entstanden sind und zu den Bedürfnissen der Praxis passen.

Manche Pflegeheime haben diesen Weg bereits beschritten. So berichtet eine der Interviewpartner:innen von einer entsprechenden Initiative in ihrer Einrichtung. Dort hat man sich entschieden, die

275 Vgl. Koenen (2001).

276 Zu den Vorteilen eines organisationseigenen Humorkonzepts vgl. Zimmer (2013), S. 60–73.

277 Gutmann (2016), S. 126.

Dienste eines externen Humorberaters in Anspruch zu nehmen. Unter der Regie dieses Beraters haben die Mitarbeiter:innen ihr eigenes Humorkonzept erarbeitet. Dieses Konzept wurde anschließend mit der Unternehmensleitung abgestimmt. Hierbei kam ein intensiver Auseinandersetzungsprozess in Gang, in den alle Hierarchieebenen einbezogen waren.

Nun ist die Arbeit an einem solchen Konzept eine anspruchsvolle Aufgabe. Man muss das eigene Tun aus der Distanz betrachten, man muss die passenden Worte finden. Man muss sich einen Überblick über die Ergebnisse der Humorforschung verschaffen, man muss bereits existierende Konzepte und „Humor-Standards" zu Rate ziehen.[278] In der genannten Einrichtung hat dieser Prozess zwei Arbeitstage gedauert.

Sehen wir, wie die eben erwähnte Interviewpartnerin diesen Prozess beschreibt:

> *„Humor ist eine Sache, über die man selten spricht. Über Humor zu reden, das mussten wir alle erst lernen. Diese zwei Tage, wo wir gemeinsam unser Humorkonzept geschrieben haben, die haben uns alle weitergebracht. Es hat einiges in Bewegung gebracht. Heute fällt es uns viel leichter, uns abzustimmen, uns miteinander zu verständigen. Über Humor, über alles, was damit zusammenhängt."*

Wie hier deutlich wird, ist das Humorkonzept der genannten Einrichtung aus intensiven Diskussionen hervorgegangen. Es ist ein Text, der vielleicht nicht perfekt ist, zu dem die Mitarbeiter:innen aber eine eigene persönliche Beziehung haben. „Über Humor zu reden, das mussten wir alle erst lernen", sagt die Interviewpartnerin. Um sich miteinander über Humor auszutauschen, muss man die eigene Praxis reflektieren.

278 Zu den bisher existierenden „Humor-Standards" zählt etwa der Ethik-Kodex der Initiative „Humor Care", abgedruckt in Hirsch (2019a), S. 435–436. Vgl. auch den von Iren Bischofberger entwickelten „Standard für Humor und Lachen in der Pflege"; Bischofberger (2002).

Man muss etwas, das normalerweise intuitiv gemacht wird, in Worte fassen. Genau dies scheint hier gelungen zu sein.[279]

Die Arbeit an einem eigenen Humorkonzept ist, wie der Ausschnitt aus dem Interview zeigt, ein wichtiger Schritt hin zur Entstehung einer Kultur des Sprechens über den Humor, einer Kultur des gemeinsamen Diskutierens, Reflektierens und des Erfahrungsaustauschs.

Auch der Verfasser des vorliegenden Buchs hat – nämlich im Rahmen eines seiner Seminare – Prozesse angeleitet, in denen Praktiker:innen ihr eigenes Humorkonzept verfasst haben. Das Ergebnis ist ein Dokument in Form eines speziellen „Humor-Standards" mit zehn Leitsätzen zum Einsatz von Humor (der Text findet sich unten im Anhang).[280]

Als sinnvoll hat es sich erwiesen, den Teilnehmenden eine Liste von Fragen mit auf den Weg zu geben, etwa: Welche Funktionen hat Humor? Wie kann Humor eingesetzt werden, um die Aktivierungen lustig und unterhaltsam zu gestalten? Welche Arten von Humor sind geeignet, welche gilt es zu vermeiden? Welche Humorbedürfnisse haben die Bewohner:innen? Worauf ist beim Einsatz von Humor besonders zu achten? Fragen wie diese helfen, den Prozess der Formulierung eines gemeinsamen Konzepts zu strukturieren.[281]

Einrichtungen, die ein spezielles Humorkonzept bei sich eingeführt haben, sollten nach Möglichkeit dafür sorgen, dass das Konzept in regelmäßigen Abständen überprüft, ergänzt und aktualisiert wird. Hierdurch kann dazu beigetragen werden, dass der Text lebendig bleibt und der Diskussions- und Reflexionsprozess in Gang gehalten wird.

279 Dass die Mitglieder der Pflege- und Betreuungsberufe sich bei ihrem Tun meist an einem eher intuitiven und unausgesprochenen Wissen orientieren, betont auch die eingangs erwähnte Pflegetheoretikern Cora van der Kooij (2010). Van der Kooij findet es wichtig, dass die Berufsmitglieder lernen, ihr praktisches Wissen zu verbalisieren. Dies würde nicht nur Verständigungs- und Reflexionsprozesse erleichtern, es wäre auch ein wichtiger Beitrag zur Professionalisierung der Pflege- und Betreuungsberufe.

280 Vgl. unten, Anhang I.

281 Vgl. den Fragenkatalog in Zimmer (2013), S. 63 f.

Die Erarbeitung eines eigenen Humorkonzepts ist, so das Fazit, ein wichtiger Schritt auf dem Weg zur humorfreundlichen Organisation. Die Arbeit an dem Text bringt wichtige Abstimmungs- und Verständigungsprozesse in Gang. Die schriftliche Festlegung aller relevanten Belange stiftet Orientierung und trägt dazu bei, dem Thema Humor in der betreffenden Organisation den Stellenwert einzuräumen, den es verdient.

6.2 Erforderlich sind auch humorfreundliche Vorgesetzte

Die eingangs erwähnte Humor-und-Gesundheit-Bewegung hat nicht nur auf der Ebene der Praxis zu Veränderungen geführt. Auch in den Köpfen vieler Vorgesetzter hat sie Lernprozesse ausgelöst. Moderne Heimleiter:innen sind sich der Vorzüge von Humor bewusst. Sie betrachten ihn als wertvolle Ressource. Für die Humorfreundlichkeit einer Organisation spielt die Einstellung der Führungskräfte eine wichtige Rolle.[282]

Wie sehr die Mitarbeiter:innen leiden, wenn die Vorgesetzten nicht das nötige Verständnis für Humor aufbringen, und wie schädlich sich ein humorfeindliches Verhalten auf die gesamte Organisation auswirkt, zeigt die folgende Passage aus einem der Interviews:

> „*Unser ehemaliger Heimleiter war leider sehr humorlos. Wir waren immer froh, wenn er nicht auf die Station kam. Wenn er einen dabei ertappt hat, dass man mit den Bewohnern gelacht hat, hieß es immer: ‚Haben Sie nichts zu tun?‘ – Viele von uns sind weggegangen. Mit dem Wechsel der Heimleitung hat die Situation sich dann schlagartig verbessert.*“

Was wird hier deutlich? Der beschriebene Heimleiter wirkt wie ein Relikt aus vergangenen Tagen. Er scheint aus einer Zeit zu stammen, als vor vielen Pflegeheimen noch ein unsichtbares Schild stand – wie

282 Vgl. Monkhouse (2008).

R.-D. Hirsch es einmal ausgedrückt hat – mit der Aufschrift „Lachen verboten“[283].

Bemerkenswert ist aber zweierlei. Zum einen zeigt die Schilderung, dass die Mitarbeiter:innen offenbar dennoch, trotz des humorlosen Heimleiters, mit den Bewohner:innen Späße gemacht haben. Humor lässt sich eben nicht so ohne Weiteres unterdrücken.[284] Und zweitens wird deutlich, dass die Mitarbeiter:innen in heutigen Pflegeheimen ihren Vorgesetzten nicht hilflos ausgeliefert sind. Sie können sich jederzeit etwas Neues suchen. In Zeiten des Fachkräftemangels erweist sich ein humorfreundliches Klima daher als wichtiger Vorteil eines Heims im Wettbewerb um qualifiziertes Personal.[285]

Führungskräfte in Pflegeeinrichtungen, die *up to date* sind, werden sich hüten, lachenden Mitarbeiter:innen einen Dämpfer zu verpassen. Sie werden alles tun, um die Mitarbeiter:innen zu motivieren, sei es durch Lob, sei es durch Ermutigungen oder einfach dadurch, dass sie in heiteren Momenten in das allgemeine Lachen mit einstimmen. Sie sind sich dessen bewusst, dass Humor für eine moderne und ganzheitliche Betreuungskultur unverzichtbar ist.

Im Prinzip verfügen die Vorgesetzten über viele Möglichkeiten, die Abläufe humorfreundlich zu gestalten. Sie können geeignete Dokumentationssysteme einführen. Sie können durch Weiterbildungsangebote darauf hinwirken, dass die Mitarbeiter:innen ihren Humor regelmäßig trainieren und reflektieren. Sie können dafür sorgen, dass den Ausführenden die benötigten Ressourcen zur Verfügung stehen.[286]

Ungeachtet dessen, welche Maßnahmen die Vorgesetzten im Einzelnen ergreifen, auf eines sollten sie dabei unbedingt achten – auf die Tatsache nämlich, dass Humor sich nicht erzwingen lässt. „Nichts ist schlimmer als ein Chef, der ständig den Clown spielt“, heißt es in ei-

283 Hirsch (2019a), S. 223. – Zu den Humorhindernissen früherer Zeiten vgl. Bischofberger (2008).

284 Vgl. die berühmten Äußerungen von Viktor Frankl zur „Trotzmacht“ des Humors; Ders. (1959), S. 666.

285 Dies betont auch Zimmer (2013), S. 64.

286 Vgl. unten, die Abschnitte 6.3. bis 6.5.

nem der Interviews. Auch hier gilt das Prinzip, dass Humor immer eine Frage der richtigen Dosis, des richtigen Timings und des richtigen Fingerspitzengefühls ist.[287]

Manche Vorgesetzte scheinen zu glauben, man könne Humor bis ins letzte Detail planen und steuern. Auch hierüber äußern die Betreuungskräfte sich kritisch. So heißt es in einem der Interviews:

> „*Unsere ehemalige Heimleiterin fand Humor gut, aber sie war besessen von dem Wunsch, alles zu regulieren. Sie wollte unbedingt eine ‚Humorgruppe', einen ‚Humorkoffer', einen ‚Humorbeauftragten'. Das war sehr nervig. Mit der Bezeichnung ‚Humorgruppe' konnten auch die Bewohner nicht viel anfangen. Letztlich war das alles tödlich für den Humor.*"

Was wird hier deutlich? Ein Zuviel an Reglementierung wirkt sich auf den Humor offenbar schädlich aus. Erfahrene Betreuungskräfte wissen selbst am besten, wann und in welcher Form Humor sinnvoll ist. Die Vorgesetzten können (und sollen) Humor unterstützen. Sie können dies aber nur dadurch, dass sie geeignete Rahmenbedingungen schaffen. Die eigentlichen Humorexpert:innen sind und bleiben die Betreuungskräfte. Eine Führungsperson, die der Regelungswut verfällt und Humor mit allen Mitteln erzwingen will, stiftet letztlich nur Unheil.[288]

Hinzugefügt sei noch, dass die Führungskräfte offen sein sollten für ganz unterschiedliche Humorstile.[289] Ein schriller und clownesker Humor verdient im Prinzip dieselbe Wertschätzung wie ein eher stiller und lächelnder Humor. Entscheidend ist letztlich nur, dass der eingesetzte Humor das bewirkt, was er bewirken soll – nämlich, zum Wohlbefinden der Bewohner:innen beizutragen.

Kurzum, humorfreundliche Organisationen benötigen humorfreundliche Vorgesetzte. Dies heißt nicht, dass die Führungsperso-

287 So auch Holtbernd (2003), S. 126.
288 Vgl. Gutmann (2016), S. 40.
289 Dies betont auch Monkhouse (2008), S. 280.

nen selbst unbedingt sehr witzig sein sollen. Ihre Aufgabe ist es, den Humor der Betreuungskräfte zu unterstützen. Humor lässt sich nicht erzwingen. Vorgesetzte, die in Sachen Humor einer übertriebenen Regelungswut verfallen, sind für die Organisation ebenso dysfunktional wie die humorlosen Vorgesetzten früherer Zeiten.

6.3 Integrieren Sie den Humor in die Pflegedokumentation!

Zur professionellen Betreuung demenziell erkrankter Menschen gehört auch die schriftliche Dokumentation. Diese erfüllt viele Funktionen. Sie dient als Nachweis gegenüber externen Instanzen wie dem MDK (dem Medizinischen Dienst der Krankenkassen). Sie hilft, das eigene Tun kontrollieren und auswerten zu können, und sie dient als Mittel des Informationsaustauschs zwischen den Mitarbeitenden.[290]

Bei den Ausführenden ist das Dokumentieren meist eher unbeliebt.[291] Es nimmt Zeit in Anspruch, die für andere Aufgaben fehlt. Bei der Gestaltung von Dokumentationssystemen ist daher darauf zu achten, dass das Ausmaß an Bürokratie und zusätzlichem Aufwand sich in Grenzen hält.

Vor diesem Hintergrund wollen wir fragen: Hat es Sinn, das Thema Humor in die Dokumentation mit einzubauen? Welchen praktischen Nutzen hat es, humorrelevante Themen schriftlich zu dokumentieren, und in welcher Form könnte dies erfolgen?

Ein Konzept, dem man in diesem Zusammenhang häufig begegnet, ist das der „Humor-Anamnese“[292]. Im Rahmen des Erstgesprächs mit neuen Bewohner:innen werden deren Humorvorlieben ermittelt. Diese Informationen werden dann dokumentiert und im Lauf der Zeit ergänzt. Oft werden auch die Angehörigen in die Anamnesegespräche einbezogen. Gefragt wird unter anderem danach, welche Art von

290 Vgl. Haas und Vormann (2011); ferner: Greb-Kohlstedt et al. (2017).
291 Haas und Vormann (2011), S. 125.
292 Vgl. Bischofberger (2008), S. 71; ferner: Hirsch (2019a), S. 236; Gutmann (2016), S. 109.

Witzen die betreffende Person mag, ob und wie ihr Humor sich über die Jahre verändert hat und welche Art von Humor ihr in schwierigen Situationen hilft.

Viele Einrichtungen haben den Humor auch in ihre Pflegeberichte integriert. In der Dokumentation des Hauses *Erlenhof* etwa finden sich Einträge wie „Frau Dreier erzählt gerne drollige Geschichten von ihrem Hund Eddie" oder „Frau Roth mag Spaßlieder von *Mike Krüger* und kennt viele davon auswendig". Beschreibungen wie diese geben den Mitarbeiter:innen wertvolle Informationen und helfen, den Humor so einzusetzen, dass er zu den einzelnen Bewohner:innen passt.

Auch Situationen, in denen es gelungen ist, problematische Verhaltensweisen einer Person in humorvoller Weise aufzulösen, verdienen es, dokumentiert zu werden. Auf diese Weise wird dafür gesorgt, dass relevantes Wissen nicht verloren geht und nicht jede oder jeder Betreuende „das Rad neu erfinden muss", wie *S. Sachweh* schreibt.[293]

Ihre Informationsfunktion kann die Dokumentation natürlich nur erfüllen, wenn die Einträge auch zur Kenntnis genommen werden. Die Vorgesetzten haben dafür Sorge zu tragen, dass den Mitarbeiter:innen genug Zeit zur Verfügung steht – Zeit, um Relevantes zu dokumentieren, aber auch Zeit, das Dokumentierte zu lesen.

Nun besteht die Arbeit der Betreuungskräfte über weite Strecken aus der Arbeit mit Gruppen. Herkömmliche Dokumentationssysteme sind darauf nicht ausreichend abgestimmt. Sie sind (nicht zuletzt aus Nachweis- und Abrechnungsgründen) personenbezogen. Zwar wird in den Einträgen zu den einzelnen Bewohner:innen oft auch auf die Beschäftigungsangebote Bezug genommen. So liest man Sätze wie „Bewohnerin beteiligte sich vergnügt am heiteren Rätselraten".[294] Die Gruppenaktivitäten als solche – ihr Ablauf, ihr Gelingen, die herrschende Gruppenatmosphäre – werden im Rahmen der regulären Dokumentationssysteme aber entweder gar nicht oder nur sehr knapp beschrieben.

293 Sachweh (2008), S. 191.
294 Vgl. die Beispiele in Holtwiesche (2018).

In vielen Einrichtungen haben die Betreuungskräfte daher ihre eigenen, internen Formen der Dokumentation entwickelt. Betrachten wir die folgende Beschreibung aus einem der Interviews:

> *„Wir haben zwei Arten von Dokumentation. Wir haben die normale Pflegedokumentation. Zusätzlich haben wir ein spezielles Buch angelegt. Wir nennen es: unsere Betreuer:innen-Kladde. Dort beschreiben wir einzelne Aktivierungen, die wir durchgeführt haben. Zum Beispiel: Jemand hat eine neue Idee. Vielleicht etwas Humorvolles. Er möchte mit den Leuten Flöten aus Karotten schnitzen. Dann trägt er das in die Kladde ein. Er beschreibt, wie er es gemacht hat, wie es gelaufen ist, was gut war und wie man es beim nächsten Mal besser machen könnte."*

Was zeigt der Ausschnitt? Offenbar gibt es das Bedürfnis, Gruppenaktivitäten so zu dokumentieren, dass die Berichte für das Team als Informations- und Inspirationsquelle dienen können. In Form kleiner Erfahrungsberichte wird beschrieben, was gemacht wurde und wie es bei den Leuten ankam.[295]

Wie detailliert diese Berichte sein sollten, dies muss jedes Team für sich selbst herausfinden. Eventuell können sich alle Teammitglieder gemeinsam eine Struktur ausdenken, nach der die Berichte aufgebaut sein sollten. Es ist klar, dass nicht alle Aktivierungen in derselben Gründlichkeit dokumentiert werden können. Man wird sich daher auf diejenigen Aktivierungen beschränken, die man für besonders interessant erachtet (zum Beispiel: weil etwas Neues ausprobiert wurde). Es wird festgehalten, welche Humorstimuli eingesetzt wurden, ob ein spielerischer Austausch in Gang kam, ob es Probleme gab und wie diese bewältigt wurden.

Fazit: Humor ist aus dem Leben auf einer Demenzstation nicht wegzudenken. Aus diesem Grund sollte Humor in die Pflegedoku-

295 Das Verfassen solcher Berichte ist für viele Betreuungs- und Pflegekräfte ungewohnt (vgl. Bischofberger 2008, S. 66). Es wäre wünschenswert, wenn die Betreuungskräfte im Rahmen ihrer Aus- und Weiterbildung eine gewisse Übung im Protokollieren humorvoller Interaktionen erwerben könnten.

mentation integriert werden. Die Möglichkeiten hierfür sind vielfältig. Im Rahmen der regulären Pflegedokumentation können und sollen die Humorvorlieben der einzelnen Bewohner:innen protokolliert werden. Zusätzlich sind Formate zu entwickeln, die es erlauben, auch humorvolle Gruppenprozesse festzuhalten.

6.4 Die Förderung von Humor durch Weiterbildungsmaßnahmen

Die Arbeit mit demenziell erkrankten Menschen ist, wie wir gesehen haben, sehr voraussetzungsvoll. Erforderlich sind Fähigkeiten wie Geduld, Empathie und Reflexionsvermögen. Auch Humor gehört zu den notwendigen Fähigkeiten. In der Regel bringen die Betreuungskräfte die genannten Fähigkeiten schon mit, gewissermaßen als natürliche Begabung. Dies reicht aber nicht. Die sozialen und kommunikativen Kompetenzen – auch der Humor – müssen kontinuierlich trainiert und weiterentwickelt werden.[296]

Am besten wäre es natürlich, wenn das Thema „Humor“ schon bei der Ausbildung zur Betreuungskraft nach § 43 b) Berücksichtigung fände. Dies ist bisher leider noch nicht der Fall. Ideal wäre, wenn an den Schulen ein spezielles Fach „Humor“ eingerichtet würde, welches den anderen Fächern an Umfang und Stundenzahl gleichgestellt wäre. Dies wäre ein wichtiger Schritt, um der großen Bedeutung von Humor in der Praxis Rechnung zu tragen.[297]

Aber auch nach Abschluss der Ausbildung machen Humorkurse Sinn. In den gesetzlichen Bestimmungen zu § 43 b) SGB XI ist vorgesehen, dass die Betreuenden regelmäßig an Fortbildungen teil-

296 Dass Humor trainiert werden kann, betonen viele Humorforscher:innen, darunter Falkenberg et al. (2013).

297 Ein Entwurf für ein Curriculum für den Humorunterricht an Schulen findet sich unten, in Anhang II.

nehmen sollen.[298] Auf dem Programm stehen Kurse wie „Validierende Kommunikation“, „Musizieren mit Demenzkranken“, „Umgang mit herausforderndem Verhalten“ etc. Einzelne Bildungsträger bieten im Rahmen ihrer Weiterbildungsprogramme auch Kurse zum Thema „Humor“ an. Diese erfreuen sich bei Praktiker:innen großer Beliebtheit.

Selbstverständlich können Humorkurse auch als Inhouseschulungen organisiert werden.[299] Pflegeeinrichtungen, die den Humor ihrer Mitarbeiter:innen fördern möchten, stehen zahlreiche Möglichkeiten offen. Sie können Clownskünstler:innen und Dozent:innen einladen, die Vorträge halten, mit dem Personal Übungen machen, Beratungen, Supervisionen und Fallkonferenzen durchführen und vieles mehr.

Die Formen, in denen Humorschulungen angeboten werden, sind vielfältig. Grob lassen sich folgende drei Typen unterscheiden:

- *Das klassische Humortraining.* Kurse dieser Art kombinieren Elemente aus der Clownerie, dem Zirkus, dem Improvisationstheater, dem Tanz und dem Lachyoga.[300] Die Teilnehmenden erweitern ihre komischen Ausdrucksfähigkeiten. Sie machen praktische Übungen und Rollenspiele. Unter der Anleitung durch ausgewiesene Humorkünstler:innen entwickeln sie ihren persönlichen Humorstil.
  Für die Zielgruppe der 43 b)-Kräfte ist dies freilich nur bedingt geeignet. Oft werden die Kurse als zu allgemein, zu praxisfern empfunden: „Der Kurs hat großen Spaß gemacht“, so beschreibt eine Interviewpartnerin ihre Erfahrungen, „aber die eigentliche Übersetzungsleistung – wie baue ich das jetzt in meine Arbeit ein –, die musste jeder für sich selbst erbringen“.
  Pflegeheime, die Humortrainer:innen einladen, sollten daher darauf achten, dass es sich dabei um Persönlichkeiten handelt, die über

298 Der Umfang der Fortbildungen ist mit zwei Tagen pro Jahr relativ knapp bemessen. Vgl. Geerdes und Schwinger (2012), S. 16.

299 Vgl. Zimmer (2013), S. 54.

300 Vgl. Falkenberg et al. (2013); ferner: Salameh (1995); vgl. auch die Beträge in Kunz und Sonnenschein (2014).

spezielle Erfahrungen in der Demenzarbeit verfügen. Ein allgemeines Humortraining, das die Bedürfnisse der Praxis unberücksichtigt lässt, stiftet am Ende mehr Verwirrung als Nutzen.

- *Humorkurse im Seminarstil.* Anders als beim eben geschilderten Humortraining stehen hier mehr die theoretischen Anteile im Vordergrund. Es werden die Anwendungsmöglichkeiten von Humor in der Demenzbetreuung erörtert und vorgestellt. Idealerweise hat die oder der Dozent:in Praxisbeispiele mitgebracht, um den Kurs anschaulich zu gestalten.
  Der Unterricht muss nicht als Frontalunterricht erfolgen. Auch Gruppenarbeit ist denkbar, das heißt, die Teilnehmenden erarbeiten in Kleingruppen Referate zu Themen wie „Humor beim Musizieren“ oder „Humor und herausforderndes Verhalten“, die sie anschließend der Klasse vorstellen. Der Verfasser hat im Lauf der letzten Jahre selbst mehrere Kurse dieser Art durchgeführt und hierbei gute Rückmeldungen erhalten.[301]

- *Humorberatungen und Humorsupervisionen.* Dieses Format empfiehlt sich vor allem für Betreuungskräfte, die bereits über gute Kenntnisse auf dem Gebiet des Humors verfügen. Ziel ist es, die eigene Praxis zu reflektieren und sich mit Kolleg:innen über auftretende Probleme und Unsicherheiten auszutauschen.
  „Humor erfordert, dass man ab und zu innehält und guckt“, heißt es in einem der Interviews. „Wir diskutieren einzelne Fälle aus unserer Praxis. Wir überlegen, ob es gut war, wie die Betreuungskraft sich verhalten hat. Wir alle lernen daraus. Wir lernen etwas über Humor, aber vor allem über uns selbst.“
  Angebote dieser Art sind vor allem deshalb so wichtig, weil sie die Arbeit der Betreuungskräfte als therapeutische Arbeit ernst nehmen.

301 Vgl. Herberg (2021a). Die im vorliegenden Buch zusammengestellten Fallbeispiele wurden bei den Kursen als Anschauungsmaterial verwendet. Dies wurde von den Teilnehmenden als sehr nützlich empfunden. Viele fühlten sich durch die Diskussion der Beispiele dazu ermutigt, ihre eigenen Erfahrungen zu schildern.

> Trainiert wird das, was therapeutische Arbeit in ihrem Kern auszeichnet – die Fähigkeit zur Selbstreflexion, die Arbeit an sich selbst.[302]

So weit ein Überblick. Die Möglichkeiten, den Humor der Mitarbeiter:innen zu fördern, sind vielfältig. Viele Heime haben den skizzierten Weg schon beschritten und entsprechende Maßnahmen durchgeführt.

Gehen wir abschließend noch auf einen möglichen Einwand ein. Dieser lautet: Die Betreuenden haben zwar zweifellos Bedarf an Fortbildung. Warum aber sollte hierbei ausgerechnet das Thema Humor im Vordergrund stehen? – Hierauf ist zu entgegnen: Humor ist tatsächlich nur ein Thema von vielen. Bildungsmaßnahmen zu anderen Themen sollte es selbstverständlich auch weiterhin geben. Die Betreuenden müssen sich auf vielen Gebieten auskennen.

Allerdings: Humor ist ein echtes Querschnittsthema. Es handelt sich um ein Thema, das in fast alle anderen Bereiche der Betreuungsarbeit hineinspielt. Wenn man beispielsweise über den Umgang mit herausforderndem Verhalten nachdenkt, oder über die Kunst, die Aktivierungen attraktiv zu gestalten, dann kommt man an einer Behandlung des Themas „Humor" nicht vorbei. Dies macht den Humor zu einem besonderen Thema, einem Schlüsselthema.

Humor, so das Fazit, ist vielleicht nicht *der* Schlüssel für die erfolgreiche Betreuung demenziell erkrankter Menschen, er ist aber doch *ein* wichtiger Schlüssel. Die Bedeutung des Themas sollte sich auch auf der Ebene der Fort- und Weiterbildung widerspiegeln. Die Formate, die hierfür bereitstehen, sind vielfältig. Sie reichen vom klassischen Clownstraining über Humorkurse im Seminarstil bis hin zu Humorberatungen und Humorsupervisionen.

302 Vgl. dazu die Überlegungen unter der Überschrift „Der Einsatz von Humor als reflektierte therapeutische Praxis" unten, in Abschnitt 7.5.

6.5 Humor ist auch eine Frage der nötigen Ressourcen

Humor erfordert nicht zuletzt auch die Bereitstellung der nötigen Ressourcen. Ein humorvolles Klima kann sich nur dort voll entfalten, wo die äußeren Rahmenbedingungen stimmen. Wenn in einer Einrichtung Personalmangel herrscht, wenn Arbeitsmaterialien fehlen, wenn ständig unter Zeitdruck gearbeitet werden muss, dann sollte man sich nicht wundern, wenn die Stimmung eher negativ ist.

„Gebt mir genug Geld", sagte ein Teilnehmer eines der vom Verfasser durchgeführten Humorseminare, „und gebt mir genug Zeit. Dann bin ich auch humorvoll. Ihr könnt euch ja gar nicht vorstellen, *wie* humorvoll ich dann bin!" – Die Bitterkeit ist nicht zu überhören. Die Aussage des Teilnehmers lenkt den Blick von den während des Seminars diskutierten Ideen hin zu den lästigen Tatsachen des täglichen Arbeitslebens.

Tatsächlich ist die soziale Situation der Betreuungskräfte nach § 43 b) SGB XI nicht gerade rosig. Rein rechtlich gesehen handelt es sich um eine Hilfskrafttätigkeit. Die Bezahlung erfolgt in der Regel auf dem Niveau des gesetzlichen Mindestlohns.[303] Umso bewundernswerter ist es, dass die Betreuungskräfte ihrer Arbeit mit so viel Kreativität und mit so großem Einsatz nachgehen.

Auch wenn sich an den politischen Rahmenbedingungen vorerst wohl nicht viel ändern wird, so kann auf betrieblicher Ebene doch einiges unternommen werden, um den Betreuungskräften ihr Leben etwas leichter zu machen. Ein Heim, das die Betreuenden bei ihrer Arbeit unterstützen möchte, sollte folgende Aspekte beachten:

- Zunächst ist wichtig, dass *genügend Personal* vorhanden ist. Bei einem Heim mittlerer Größe besteht das Betreuungsteam meist aus fünf bis sechs Personen. Günstig wirkt es sich aus, wenn Kolleg:innen mit im Team sind, die eine über die Qualifikation nach § 43 b) hinausgehen-

303 Vgl. dazu die Angaben in Geerdes und Schwinger (2012), S. 47.

de therapeutische Ausbildung haben, etwa als Kunst-, Musik- oder Ergotherapeut:innen.[304]

- Ferner sollten die Abläufe so geregelt sein, dass die Teammitglieder sich ganz auf ihre *betreuerischen Kernaufgaben* konzentrieren können. Von zusätzlichen pflegerischen und hauswirtschaftlichen Pflichten sollten die Betreuenden so weit wie möglich entlastet sein.[305] Auch sollten die Aktivierungen in einem dafür geeigneten, ungestörten Rahmen stattfinden. Ständige Unterbrechungen wirken sich auf die Entstehung einer humorvollen Atmosphäre ungünstig aus.

- In einem Heim, das den Humor der Mitarbeiter:innen fördert, stehen *Fort- und Weiterbildungen* nicht nur auf dem Papier, sondern sie werden auch durchgeführt. Im Rahmen von Humorkursen und Humortrainings erhalten die Mitarbeitenden neue Anregungen für lustige Aktivierungen. Auch werden sie dabei unterstützt, ihren eigenen Humorstil zu erkennen und ihn weiterzuentwickeln.[306]

- Ein weiterer Aspekt betrifft die Zeit, die für die *Vorbereitung der Aktivierungen* nötig ist. Will man die Betreuungsangebote lustig und abwechslungsreich gestalten, so bedarf es der sorgfältigen Recherche nach geeigneten Ideen.[307] Man muss Material beschaffen, vielleicht auch das eine oder andere vorher ausprobieren. Bisher ist es leider oft so, dass die Betreuungskräfte hierfür ihre Freizeit aufwenden müssen. Es wäre gut, wenn dieser Zustand überwunden werden könnte.

304 Dies scheint bisher nur in etwa einem Drittel der Betreuungseinrichtungen der Fall zu sein, so jedenfalls der subjektive Eindruck des Verfassers.

305 Dieser Aspekt ist immer wieder Gegenstand von Debatten. Vgl. Geerdes und Schwinger (2012), S. 33.

306 Vgl. oben, Abschnitt 6.4.

307 „Wenn du etwas aus dem Ärmel schütteln willst, so musst du vorher etwas hineingetan haben“, so lautet ein berühmter Ausspruch des Fernsehkomikers Rudi Carrel. Humor hat viel mit Spontaneität und mit Geistesgegenwart zu tun, ebenso aber auch mit Planung und gründlicher Vorbereitung.

- Ein humorfreundliches Heim zeichnet sich ferner dadurch aus, dass genügend Zeit für *Besprechungen und Fallkonferenzen* zur Verfügung steht. Im Rahmen dieser Besprechungen haben die Mitarbeitenden Gelegenheit, einander ihre Erfahrungen mitzuteilen. Auch Erkenntnisse über die Bewohner:innen und ihre (Humor-)Vorlieben können auf diese Weise ausgetauscht werden.[308] Vorgesetzte, die Besprechungen als „tote", als unproduktive Zeit betrachten, sind nicht up to date und sollten ihre Einstellung korrigieren.

- Auf die Bedeutung einer gut geführten *(Pflege-)Dokumentation* wurde oben schon hingewiesen.[309] In die Dokumentation sollten auch Beobachtungen rund um den Humor integriert werden. Dies setzt voraus, dass den Mitarbeiter:innen genug Zeit zur Verfügung steht, und zwar sowohl Zeit für die sorgfältige Beschreibung relevanter Sachverhalte als auch Zeit, um die Berichte der Kolleg:innen zu lesen.

- Ein humorfreundliches Heim erkennt man auch an dem *Mobiliar und der Raumgestaltung*. Helle Räume, gepflegte Oberflächen, heitere Bilder und lustige Dekorationen sorgen für ein freundliches Ambiente. Dass dies alles nicht ins Infantile abgleiten sollte, hat – ganz zu Recht – die Demenzexpertin *S. Sachweh* hervorgehoben.[310] Auch hier erweist Humor sich als eine Frage der richtigen Dosis und des guten Geschmacks.

- Und schließlich, last, but not least, ist Humor auch eine Frage der nötigen *Requisiten und Hilfsmittel*.[311] Das Spektrum reicht von lustigen Puppen über lustige Bilder bis hin zu albernen Musikinstrumenten. Wenn die Betreuungskräfte dies alles auf eigene Kosten beschaffen müssen – wie es in manchen Häusern leider der Fall zu

308 Zur Bedeutung von Besprechungen und Fallkonferenzen vgl. van der Kooij (2010), S. 69; ferner: Bartholomeyczik et al. (2006), S. 61 ff.

309 In Abschnitt 6.3.

310 Sachweh (2000), S. 26.

311 Vgl. Hirsch (2019a), S. 67 ff.

sein scheint –, dann ist dies ein beklagenswerter Zustand. Eine humorfreundliche Organisation erfordert auch ein humorfreundliches Beschaffungswesen.

So weit ein Überblick über die Maßnahmen, mit denen Heime das humorvolle Tun der Organisationsmitglieder unterstützen können. Humor wird sich letztlich nur dort voll entfalten können, wo den Mitarbeiter:innen die nötigen personellen, zeitlichen und finanziellen Ressourcen zur Verfügung stehen.

„You never walk alone", sagte der deutsche Bundeskanzler *Olaf Scholz*. Dies gilt auch für den Humor. Humor ist nicht, oder nicht nur, die Leistung Einzelner. Humor ist ein Strang, an dem alle gemeinsam ziehen müssen – auch die Vorgesetzten –, wenn in einer Pflegeeinrichtung eine Atmosphäre der Freude, der Heiterkeit und des Frohsinns entstehen soll.

7 Schluss: Humor, ein heiterer Alleskönner

7.1 Die salutogenetische Kraft des Humors

Im folgenden Kapitel wollen wir die wichtigsten Aspekte zusammenfassen und einen Ausblick auf zukünftige Entwicklungen geben. Die Veränderungen, die sich im Bereich der Betreuung demenziell erkrankter Menschen ereignet haben, sind eine gesellschaftspolitische Errungenschaft von größter Bedeutung. Auch Humor ist Teil dieser Veränderungen. Einen demenziell erkrankten Menschen als Person anzuerkennen, heißt auch, ihn als humorbegabtes Wesen zu betrachten.

Pioniere des therapeutischen Humors wie *Viktor Frankl* oder der Clownsdoktor *Patch Adams* haben zu Recht betont, dass Humor vielfältige positive und gesundheitsfördernde Kräfte besitzt. Humor ist eine Art „innerer Arzt“ des Menschen, ein Schutzmechanismus, eine salutogenetische Ressource.

Der Begriff der Salutogenese wurde von dem Medizinsoziologen *Aaron Antonovsky* in die Diskussion eingeführt.[312] *Antonovsky* kritisierte, dass der Blick der Medizin zu einseitig auf Fragen der „Pathogenese“, also auf die mit einer Krankheit verbundenen Defizite gerichtet sei. Mindestens ebenso wichtig sei es aber, darauf zu achten, was einen Menschen gesund hält; was seine inneren Ressourcen sind, die ihm helfen, sich im Gleichgewicht zu halten.

Das Verhältnis zwischen der traditionellen Sicht der Pathogenese und der von *Antonovsky* geforderten salutogenetischen Herangehensweise lässt sich beschreiben als das Verhältnis zwischen „Fehlersuche“

312 Antonovsky (1997).

und „Schatzsuche"[313]. Die Suche nach den gesundheitsfördernden Ressourcen, den inneren Schätzen des Menschen, gilt seit *Antonovsky*s Überlegungen als wichtiger Bestandteil der Gesundheitsforschung.

Auch der Sinn für Humor ist ein solcher innerer Schatz. Dass Lachen gesund ist, sagt ja auch der Volksmund. Das salutogenetische Potenzial des Humors ist inzwischen durch zahlreiche Studien nachgewiesen.

Im Zentrum vieler Forschungsarbeiten zum Thema stehen positive Humorwirkungen auf physiologischer Ebene.[314] Humor und Lachen verbessern die Sauerstoffzufuhr und die Durchblutung. Außerdem wirken sie entzündungshemmend. Humor stärkt das Immunsystem. Stresshormone werden weniger, Glückshormone nehmen zu. Menschen, die kurz zuvor gelacht haben, reagieren weniger schmerzempfindlich. Kurzum, Humor ist gut für den Körper.

Humor tut aber auch dem Geist gut. Er ist motivierend. Tätigkeiten, die sonst als eher unangenehm empfunden werden, bekommen einen heiteren und beglückenden Charakter, sobald Humor im Spiel ist. Er steigert unsere Motivation, unsere Aufmerksamkeit, unsere Konzentrationsfähigkeit. Humor ist, wie *Bischofberger* schreibt, „eine Frischzellenkur fürs Hirn"[315]. Manche Verrichtungen des täglichen Lebens erscheinen öde und monoton. Humor bringt Schwung in die Sache.

Darüber hinaus ist Humor angstlösend und stressreduzierend. Negative Gedankenschleifen können mithilfe von Humor durchbrochen werden. Der humorvolle Mensch ist fähig – wie *Viktor Frankl* dargelegt hat –, sich über sich und seine Situation zu stellen.[316] Sobald man es schafft, über ängstigende Dinge zu lachen, sind diese nur noch halb so beängstigend. Auch Ärger, Wut, Enttäuschung und andere negative Emotionen verlieren ihre Kraft, wenn man sie mit Humor betrachtet.

313 Schiffer (2001).
314 Vgl. Fry (1994); siehe auch den Überblick bei Hirsch (2019a), S. 84 ff.; ferner: Tietze 1995, S. 30–39 und Martin (2007), S. 309–333.
315 Bischofberger (2008), S. 47.
316 Vgl. Frankl (1959), S. 685.

Humor hat auch einen sozialen Aspekt. Situationen des gemeinsamen Lachens und Scherzens schaffen Verbundenheit. Humor funktioniert auch ohne Worte. Lustige Gesten, lustige Geräusche, neckische Berührungen etc. sind Formen des Humors, die von Mitgliedern der unterschiedlichsten Kulturen, Milieus und Generationen verstanden werden.

Humor, geschickt eingesetzt, wirkt entwaffnend und versöhnlich. Er erzeugt eine Atmosphäre, die frei ist von Rivalität und Feindschaft, frei auch von Peinlichkeit und Scham.[317] Leistungsdruck und Stress treten in den Hintergrund. Es überwiegt die gemeinsame Freude am Spiel. Die Unterschiede zwischen „normal“ und „anomal, zwischen „falsch“ und „richtig“ werden durchlässig. Humor bringt die Verhältnisse in Fluss.

„Am allervernünftigsten ist es, nicht allzu vernünftig sein zu wollen“, sagte *Viktor Frankl*.[318] Humor hat etwas Kindliches. Er hilft, festgefahrene Situationen aufzulösen, negative Gedanken zu überwinden und frischen Mut zu schöpfen. Die salutogenetische Kraft des Humors liegt darin, dass er dem Leben etwas Spielerisches gibt, etwas Leichtes und Poetisches. Humor ist der Sieg des Lustprinzips über die Widrigkeiten des Lebens.[319]

Kein Wunder also, dass Humor auch in therapeutischen Kontexten wichtig ist, sei es in der Psychotherapie, im Krankenhaus oder auf einer Demenzstation. Im Anfang waren die Clowns. Sie bringen Momente des Frohsinns auf die Stationen. Auch in der Betreuung von Menschen mit Demenz haben die Clowns sich bewährt.[320]

Die Bedeutung des Humors für die Betreuung demenziell erkrankter Menschen geht aber weit darüber hinaus. Auch das reguläre Personal in den Einrichtungen nutzt, wie wir gesehen haben, Humor. Professionalität und Humor schließen einander nicht aus, sie gehen Hand in Hand. Erfahrene Betreuungskräfte nutzen Humor als Quelle

317 Vgl. Robinson (1999), S. 45 ff.; ferner: Titze (1995).
318 Frankl (1959), S. 731.
319 Freud (2009), S. 251 ff.
320 Vgl. Fey (2012).

der Motivation, als heiteren Konfliktlöser, als Mittel der Beziehungsgestaltung, als Angstlöser und als universell einsetzbaren Stimmungsaufheller.

7.2 Der Humor demenziell erkrankter Menschen

Forschungsarbeiten, die den Humor demenziell erkrankter Menschen zum Gegenstand haben, sind leider relativ selten.[321] Ein Team an einer Klinik in London untersuchte den Humor der Betroffenen unter Laborbedingungen und kam zu dem Ergebnis, dass viele Witze überhaupt nicht mehr verstanden würden.[322] Durch die mit der Krankheit verbundenen Einschränkungen werde, so die Meinung der Forscher:innen, auch der Humor in Mitleidenschaft gezogen.

Die im vorliegenden Buch zusammengestellten Beispiele sprechen eine andere Sprache. Menschen mit Demenz lachen und scherzen genauso ausgelassen wie gesunde Menschen. Das Leben mit einer Demenzerkrankung ist ein „Leben im Augenblick“[323]. Dazu gehört auch die Fähigkeit, sich von positiven Stimmungen anstecken zu lassen und sich ganz dem Spiel hinzugeben.

Zwar unterliegt der Humor Veränderungen. Komplizierte Wortspiele, intellektueller Humor, hintergründiger und doppeldeutiger Humor werden nicht mehr so gut verstanden. Das, was den Humor in seinem Wesen auszeichnet, nämlich die Freude am Spiel und das Interesse am vergnüglichen zwischenmenschlichen Austausch, bleibt aber trotz der Krankheit erhalten.

Erfahrene Betreuungskräfte stimmen den Humor auf die Verstehensmöglichkeiten der Bewohner:innen ab. Formen von Humor, die bei den Betroffenen gut ankommen, sind Clownerie und Slapstick, neckische Komplimente, heitere Verballhornungen bekannter Lieder

321 Vgl. aber Buckwalter et al. (2013); Clark et al. (2016); Herberg (2021a); Hirsch (2019b); Moos (2011).

322 Vgl. Clark et al. (2016).

323 Wojnar (2014).

und Gedichte, lustige Geräusche, komische Pantomime und improvisierte Dialoge mit einer lustigen Puppe.

Die Empfänglichkeit demenziell erkrankter Menschen für alles Nonverbale ist oft beobachtet worden.[324] Sie zeigt sich auch im Bereich des Humors. Menschen mit Demenz mögen körpernahen Humor. Sie haben es gern, wenn der Humor spürbar, sichtbar, sinnlich erfahrbar ist. Je mehr die Sprachfähigkeit verkümmert, desto mehr verschiebt sich der Humor in den Bereich der Gesten, der Mimik, der Körpersprache.

Ein weiteres Merkmal des Humors demenziell veränderter Menschen ist ihre Freude an Wiederholungen. Menschen mit Demenz mögen Witze, die sie schon kennen.[325] Lustige Szenen, die regelmäßig wiederkehren, stiften Geborgenheit. So mancher Scherz, der immer wieder eingesetzt wird, erlangt im Lauf der Zeit die Bedeutung eines lieb gewonnenen Rituals.

Genau wie gesunde Personen genießen es auch Menschen mit Demenz, andere zum Lachen zu bringen. In Situationen, in denen sie sich aktiv am humorvollen Austausch beteiligen, fühlen sie sich kompetent und lebendig. Humor ermöglicht Erlebnisse der Selbstwirksamkeit.[326] Die Bewohner:innen sollten daher nicht einseitig als Empfänger:innen von Humor betrachtet werden. Vielmehr kommt es darauf an, ihnen ausreichend Gelegenheit zu geben, selbst humorvoll zu sein.

Ein Aspekt, der auf keinen Fall aus den Augen verloren werden sollte, ist die Vulnerabilität demenziell veränderter Personen. Mit bestimmten Formen von Humor kommen sie nicht gut zurecht. Dies betrifft in erster Linie alle Formen des Auslachens. Manche Expert:innen sind zwar anderer Meinung. Sie behaupten, das Lachen über die Fehlleistungen demenzbetroffener Menschen sei legitim, ja sogar positiv.[327] Die Realität sieht anders aus. Menschen mit Demenz spüren es und leiden darunter, wenn über sie gelacht wird.

324 Vgl. Ellis und Astell (2019); ferner: Weidert (2007).
325 Vgl. Clark et al. (2016) und oben, Abschnitt 2.3.
326 Zu diesem Begriff: Bandura (1977).
327 Vgl. Bisaz (2008); Wojnar (2007).

Manchmal finden sich – vor allem bei Mitgliedern des Pflegepersonals – Formen von Humor, die belehrend sind und darauf abzielen, die Bewohner:innen mit ihren Fehlern zu konfrontieren. Ein solcher Humor ist für die Betroffenen besonders schmerzhaft. Er ist im Grunde ein Relikt aus den Versorgungsanstalten früherer Tage. Mit dem Grundsatz einer validierenden Betreuung ist diese Art von Humor nicht in Einklang zu bringen.[328]

Auch Menschen mit Demenz haben ihren eigenen, persönlichen Humorstil. Bei vielen von ihnen wird, bedingt durch die Krankheit, die sprachliche Ausdrucksfähigkeit in Mitleidenschaft gezogen. Allerdings gibt es Ausnahmen. Manche Bewohner:innen erzählen selbst noch im fortgeschrittenen Stadium der Krankheit amüsante Geschichten. Man sollte diesen Personen unbedingt Gelegenheit dazu geben, da ihre Erzählungen eine wertvolle Bereicherung des Stationsalltags darstellen.[329]

Individuelle Unterschiede gibt es auch im Bereich des neckischen Humors. Menschen mit Demenz sind in der Regel sehr harmoniebedürftig. Sie sind zerrüttet, wenn man sie scherzhaft „auf den Arm nimmt“ oder ihnen ironische Antworten gibt. Dies gilt aber, wie wir gesehen haben, nicht für alle Bewohner:innen. Manche von ihnen behalten trotz der Erkrankung ihre Schlagfertigkeit. Sie sind in der Lage, nicht nur „auszuteilen“, sondern auch „einzustecken“. Vergnügt liefern sie sich mit den Betreuungskräften Wortgefechte und scherzhafte Frotzeleien.[330]

Kurzum, der Humor demenziell erkrankter Menschen ist ein komplexes Phänomen, das es verdient, genauer erforscht zu werden. Vieles bleibt gleich, vieles verändert sich aber auch. Von entscheidender Bedeutung für den Humor der Betroffenen ist das Soziale. Demenziell veränderte Personen sind vor allem dann lustig und humorvoll, wenn sie mit Menschen zusammen sind, die sie mögen, die sie kennen und denen sie vertrauen.

328 Vgl. oben, Abschnitt 3.4.
329 Vgl. das Beispiel oben, in Abschnitt 2.4.
330 Vgl. oben, Abschnitt 5.6.

7.3 Humor als Arbeitswerkzeug der Betreuungskräfte

„Helper's little helper", so lautet der Titel einer Veröffentlichung zum Einsatz von Humor in der Sozialen Arbeit.[331] Der Slogan passt auch zur Tätigkeit der 43 b)-Kräfte. Humor ist ein wichtiges Arbeitsmittel der Betreuenden. Er ist nicht nur ein „nice to have", eine positive Begleiterscheinung der Betreuungsarbeit. Er ist viel mehr als das. Ohne Humor wäre das meiste von dem, was die Betreuungskräfte Tag für Tag leisten, gar nicht machbar.

Die Funktionen von Humor in der Arbeit der Betreuenden sind vielfältig.[332] Humor ist ein echter Alleskönner, ein „Multi-Tool". Durch Humor können Ziele erreicht werden, die auf anderem Wege nicht (oder nicht ohne Weiteres) erreichbar wären.

Humor ist, wie wir gesehen haben, eine unverzichtbare Gelingensbedingung der demenztherapeutischen Aktivierungen. Ob beim Gedächtnistraining, bei der Gymnastik oder beim Basteln: Humor ist ein wichtiger Motor der Motivation. Durch ihn kann verhindert werden, dass die Aktivitäten – mit einer Formulierung von *M. Titze* – in einer „verkrampften Ernsthaftigkeit" erstarren.[333] Humor macht die Aktivierungen unterhaltsam und heiter und er stellt sicher, dass die Aufmerksamkeit der Teilnehmenden für die gesamte Dauer der Aktivierung aufrechterhalten bleibt.

Daneben dient Humor als Puffer gegen Scham. Bei der Durchführung der Aktivierungen besteht die Gefahr, dass die Übungen von einzelnen Teilnehmenden als zu primitiv empfunden werden.[334] Oder genau umgekehrt: Vielleicht haben einzelne Gruppenmitglieder Angst, nicht mithalten zu können und sich zu blamieren. Durch Humor wird dieser Angst vorgebeugt. Die Betreuungskräfte erzeugen eine ent-

331 Herzhoff (2012).

332 Vgl. den Überblick über die therapeutischen Funktionen von Humor oben in Abschnitt 1.5.

333 Titze (1995), S. 31.

334 Vgl. Herberg (2021d).

spannte und spielerische Atmosphäre.[335] Die gemeinsame Freude am Spiel lässt alles in den Hintergrund treten, was potenziell beschämend oder belastend sein könnte.

Humor ist aber nicht nur ein positiver Faktor für das Gelingen der demenztherapeutischen Aktivierungen und Beschäftigungsangebote. Humorvolle Prozesse sind auch selbst eine Form der Aktivierung, so könnte man sagen. Die Bewohner:innen trainieren ihre „Lachmuskeln". Beim gemeinsamen Lachen und Scherzen sind sie wach und engagiert. Humor ist ein Spielfeld, auf dem die Bewohner:innen ihre Kreativität, ihre Spontaneität und ihren inneren „Schalk" ausleben können.

Ein wichtiger Teil der Arbeit der Betreuungskräfte besteht im Umgang mit herausforderndem Verhalten. Auch hier wirkt Humor oft Wunder. Humorinterventionen in kritischen Situationen können viele Formen annehmen. Vielleicht stimmt die Betreuungskraft ein lustiges Lied an. Oder sie schlüpft in eine komische Rolle. Manchmal kann man sich mit einzelnen Bewohner:innen auch lustige kleine Rangeleien liefern.

Von großer Bedeutung ist Humor auch dort, wo es darum geht, einzelne, als schwierig empfundene Bewohner:innen in das Gruppengeschehen zu integrieren. Manche Person verhält sich unangemessen und läuft Gefahr, in eine Außenseiter:innenrolle zu geraten. Humor erweist sich in solchen Situationen als Retter in der Not. Er hilft, dem problematischen Verhalten die Schärfe zu nehmen und es in ein Spiel einzubetten. Wo der Weg über die „Ratio", die vernünftige Argumentation versperrt ist, dort bleibt immer noch der Weg über den Humor.[336]

Es ist daher keine Übertreibung, wenn man den Humor als wichtiges und fast universell einsetzbares Werkzeug der Betreuungskräfte bezeichnet. Der Gebrauch dieses Werkzeugs erfordert große Kunstfer-

335 Vgl. die Überlegungen zum Begriff der Atmosphäre bei Sonntag (2016) sowie die Angaben oben, in Abschnitt 5.4.

336 Vgl. die Ausführungen dazu oben, in Kapitel 5.

tigkeit. Erfahrene Betreuungskräfte beherrschen diese Kunst. Virtuos nutzen sie das motivierende, das aktivierende, das konflikt- und spannungslösende Potenzial des Humors für ihre Arbeit.

Humor ist freilich nicht nur die Leistung Einzelner. Hinter jeder humorvollen Betreuungskraft steht ein Team, das sie unterstützt. Die gegenseitige Ermutigung und der Erfahrungsaustausch mit den Kolleg:innen sind eine wichtige Hintergrundbedingung für den erfolgreichen Humoreinsatz.

Unter dem Stichwort des „Humormanagements"[337] wurden verschiedene Maßnahmen vorgestellt, die helfen, Pflegeeinrichtungen humorfreundlich zu gestalten. Das Spektrum reicht von humorbezogenen Fortbildungen bis hin zur Erarbeitung eines eigenen Humorkonzepts in den einzelnen Einrichtungen.[338] Wichtig ist, dass jede Organisation hier ihren eigenen Weg findet. So wie jede Betreuungskraft sich bemühen muss, ihren eigenen Humorstil zu finden und zu kultivieren, so bedarf es auch auf organisationaler Ebene der Entwicklung einer Humorkultur, die zu der jeweiligen Einrichtung passt und mit der die Mitarbeitenden sich identifizieren können.

7.4 Humor tut auch dem Personal gut

Von der salutogenetischen Kraft des Humors profitieren nicht nur die Bewohner:innen. Sie kommt auch den Betreuungskräften zugute. Humor trägt dazu bei, psychosoziale Belastungen am Arbeitsplatz zu verringern. Er ist eine wirksame Prophylaxe gegen Resignation, gegen emotionale Erschöpfung und gegen Burn-out.[339]

Das Risiko, durch die Arbeit krank zu werden, ist in den Gesundheitsberufen bekanntlich sehr hoch.[340] Die Belastungen sind vielfältig. Die Pflege- und Betreuungskräfte sind Tag für Tag mit Krankheit, mit

337 Kolb (2014).
338 Vgl. oben, Kapitel 6.
339 Hirsch (2019a), S. 193; ferner: Kunz und Sonnenschein (2014), S. 5 ff.
340 Vgl. Kocs (2011).

Leid und mit Tod konfrontiert. Die Menschen, mit denen sie zu tun haben, sind Menschen in Extremsituationen.[341] Die Betreuungskräfte sind hohen Erwartungen ausgesetzt. Sie sollen die Bewohner:innen begleiten, ihnen helfen, ihnen zuhören, sie motivieren, sie trösten und vieles mehr.

Aufgrund der knapp bemessenen Personalkapazitäten ist meist jede einzelne Betreuungskraft für eine große Anzahl von Bewohner:innen zuständig. Die Durchführung der demenztherapeutischen Aktivierungen ist, wie wir gesehen haben, sehr anspruchsvoll. Hinzu kommt die Herausforderung durch problematische Verhaltensweisen der Bewohner:innen. Auch das kümmerliche Gehalt und die geringe gesellschaftliche Anerkennung machen den Mitgliedern der Betreuungs- und Pflegeberufe zu schaffen.

Inwiefern trägt nun der Humor dazu bei, die Betreuungskräfte fit zu halten und sie vor gesundheitlichen Belastungen zu schützen? Fünf Aspekte verdienen es, hervorgehoben zu werden:

- *Durch Humor wird der benötigte Kraftaufwand reduziert.* Erfahrene Betreuungskräfte nutzen Humor, um die Bewohner:innen zu motivieren. Geschickt eingesetzt, weckt Humor das Interesse, die Neugier und die Begeisterung der Teilnehmenden. Die Leute „gehen gut mit", wie man sagt. Die Betreuungskräfte sparen auf diese Weise viel Kraft, Zeit und Nerven. Sie haben nicht das Gefühl, ständig gegen Widerstände ankämpfen zu müssen.

- *Humor ermöglicht Erfolgserlebnisse.* Bei ihrer Arbeit verfügen die Betreuungskräfte über große Gestaltungsspielräume. Sie empfinden es als persönlichen Erfolg, wenn die Aktivierungen den Leuten Spaß machen. Das Lachen der Teilnehmenden ist die Bestätigung, dass es gelungen ist, Momente der Freude zu schaffen. Insbesondere Betreuungskräfte, die sich noch an die Tristesse früherer Zeiten erinnern können, sehen es mit Freude und Stolz, dass auf vielen De-

341 Vgl. Kolbe (2009), S. 154.

menzstationen heute ein ganz anderer Geist herrscht: nämlich ein Geist der Heiterkeit.

- *Humorvolle Betreuungskräfte bekommen viele positive Rückmeldungen.* Menschen, die Humor ausstrahlen, werden meist als angenehm empfunden.[342] Humorvolle Betreuungskräfte sind bei den Bewohner:innen sehr beliebt. Auch von den Pflegekräften werden sie geschätzt. Die Pflegekräfte freuen sich, wenn die ihnen anvertrauten Menschen eine schöne Zeit haben. Sie wissen, dass durch ausgeglichene und gut gelaunte Bewohner:innen auch ihre eigene Arbeit erleichtert wird.

- *Durch Humor gelangen auch die Betreuungskräfte in einen Flow-Zustand.* Betreuungskräfte, die mit den Bewohner:innen lachen und scherzen, betreiben aktive Burn-out-Prophylaxe. Sie gelangen in einen Zustand des „Fließens“, des Einsseins mit ihrer Tätigkeit. Zwar ist die Arbeit der Betreuungskräfte mit allerlei Schwierigkeiten und Härten verbunden. Der körperliche und geistige Verfall der Bewohner:innen ist und bleibt eine schmerzliche Tatsache. Die vielen Momente der Freude helfen aber, die Schattenseiten der Tätigkeit besser zu verkraften.

- *Humor ist deeskalierend.* Erfahrene Betreuungskräfte sind Meister:innen darin, kritische Situationen humorvoll aufzulösen.[343] Konflikte können durch Humor deeskaliert werden, herausforderndem Verhalten kann die Schärfe genommen werden. Es ist klar, dass die Betreuungskräfte, indem sie schwierigen Situationen in dieser Weise begegnen, nicht nur den Frieden auf der Station wiederherstellen, sondern auch ihre eigenen Nerven schonen. Ihre Kriseninterventionsfähigkeit kommt auch ihnen selbst und ihrer eigenen Gesundheit zugute.

342 Vgl. Morreall (1997), S. 135.
343 Vgl. oben, Kapitel 5.

So weit ein Überblick. Humor ist ein wichtiges Mittel des Selbstmanagements und der Burn-out-Prophylaxe. In Seminaren und Lehrbüchern zur Psychohygiene am Arbeitsplatz sollte dem Thema Humor ein größerer Stellenwert eingeräumt werden als bisher üblich. Viele Praktiker:innen haben die schützende Wirkung des Humors erkannt und nutzen sie, um sich selbst gesund zu halten.

An den äußeren Arbeitsbedingungen des Betreuungsberufs – vor allem: an der geringen Bezahlung – wird sich in absehbarer Zeit wohl nicht viel ändern. Mit Humor lässt die Situation sich aber besser ertragen. „Wenn ich schon schlecht bezahlt werde", so erklärte eine der Interviewpartnerinnen schmunzelnd, „dann will ich wenigstens exzellente Arbeit leisten". So paradox die Äußerung erscheinen mag, bei näherer Betrachtung ergibt sie doch Sinn. Die Haltung, die hier zum Ausdruck kommt, entspricht genau dem von *Sigmund Freud* beschriebenen Sieg des Lustprinzips über die Widrigkeiten des Lebens.[344]

7.5 Humor als reflektierte therapeutische Praxis

Wie die moderne Demenzforschung gezeigt hat, hängt die Lebensqualität demenziell veränderter Menschen entscheidend von den Beziehungen zu anderen Personen ab.[345] Innerhalb dieser Beziehungen spielt der Humor eine wichtige Rolle. Demenziell erkrankte Menschen als Personen anzuerkennen heißt auch, ihren Humor anzuerkennen. Idealerweise ist der Humor, den die Betreuungskräfte einsetzen, wohlwollend, aktivierend und geprägt von gegenseitiger Sympathie.

Ohne Humor ist – wie wir gesehen haben – eine professionelle Betreuung demenziell veränderter Menschen nicht denkbar. Humor erfüllt viele wichtige therapeutische Funktionen. Gleichzeitig bedarf der Humor der Einbettung in einen Rahmen der professionellen Selbst-

344 Freud (2009), S. 255.
345 Kitwood (2019).

kontrolle, der professionellen Reflexion und der gegenseitigen professionellen Unterstützung.[346]

Vieles von dem, was die Betreuungskräfte Tag für Tag leisten, kann als eine Art Kunst betrachtet werden, als kunstvolle therapeutische Praxis. Auch der Einsatz von Humor erfordert große Kunstfertigkeit. Das hierfür erforderliche Wissen und Können erwerben die Betreuungskräfte durch praktische Übung. Es handelt sich um ein Wissen, das meist weitgehend implizit bleibt und nur selten in Worte gefasst oder reflektiert wird.[347]

Unter Professionalisierungsgesichtspunkten wäre es wünschenswert, wenn das vorhandene Wissen und Können stärker auf die Ebene des Bewusstseins gehoben würde. Wie die Pflegeforscherin *Cora von der Kooij* betont hat, erfüllen die Pflege- und Betreuungskräfte ihre Aufgaben meist eher intuitiv und in einer unbewussten Weise.[348] Ihr Beruf ist ihnen zur „zweiten Natur" geworden, so könnte man sagen. Intuitiv tun sie das, was ihnen angemessen erscheint, ohne viel darüber nachzudenken.

Eine stärkere reflexive Durchdringung der Betreuungspraxis, auch und gerade unter dem Aspekt des Humors, hätte viele Vorteile. Man könnte besser begründen, was man tut – und warum man es tut. Abstimmungsprozesse mit Kolleg:innen und Vorgesetzten würden erleichtert. Und vor allem: Die Qualität der Betreuung könnte weiter verbessert und der Humor noch stärker auf die Bedürfnisse der Bewohner:innen abgestimmt werden.

Die Herausforderung für die Betreuungskräfte besteht darin, eine Sprache zu entwickeln, mit der sie sowohl über gute als auch über schlechte Erfahrungen reflektieren und kommunizieren können.[349] Mit dem vorliegenden Buch verbindet sich die Hoffnung, einen Beitrag zur Entwicklung dieser Sprache geleistet zu haben. Die Praxisbeispiele und die dazugehörigen Erläuterungen sind eine Einladung an

346 Zum hier verwendeten Konzept der Professionalität vgl. die Beiträge in Pundt (2006).
347 Zum Konzept des impliziten Wissens vgl. Polanyi (2016).
348 Vgl. van der Kooij (2010).
349 Ebd., S. 49.

die Betreuungskräfte, die eigene Praxis einer genaueren Beurteilung zu unterziehen.

Wie könnte diese Reflexion nun konkret vor sich gehen? Im Anschluss an die Durchführung einer Gruppenaktivität könnten (und sollten) die Betreuungskräfte sich Rechenschaft ablegen, wie diese Aktivierung zu bewerten ist, was gut, was weniger gut gelaufen ist, was ihnen aufgefallen ist, was eventuell verbessert werden könnte.

Mögliche Fragen, an denen die Betreuungskräfte sich hierbei orientierten könnten, lauten:

- Ist es gelungen, eine heitere und beschwingte Atmosphäre herzustellen?
- Hatten die eingesetzten Humorstimuli die erhoffte Wirkung?
- War der Humor so, dass alle Anwesenden das Gefühl hatten, einbezogen zu sein?
- Wurden die Teilnehmenden zu eigenen humorvollen Beiträgen animiert?
- Gab es überraschende Ereignisse, kam es zu Reaktionen, die man so nicht erwartet hätte?
- Kam ein lebendiger Austausch in Gang, bei dem die Beteiligten sich gegenseitig die „Bälle“ zugespielt haben?
- War das Tempo angemessen?
- Kamen neben sprachlichem Humor auch nonverbale Elemente zum Einsatz – und mit welchem Erfolg?
- War der Humor leicht verstehbar, sinnlich erfahrbar und sinnlich anregend?

Die genannten Fragen sind selbstverständlich nur Vorschläge. Die Liste könnte noch um viele weitere Fragen erweitert werden. Sich über die Gütekriterien zu verständigen, die beim Einsatz von Humor gelten sollten – genau darin besteht die Herausforderung für die Diskussions- und Abstimmungsprozesse in den einzelnen Teams bzw. Organisationen.[350]

Jede Reflexion bleibt freilich ein sinnloses Ritual, wenn sie nicht getragen ist von einer Haltung der Ehrlichkeit. Hierin besteht ein wesentliches Kennzeichen aller Berufe, in denen therapeutisch gearbeitet wird und in welchen Beziehungsaspekten eine so große Bedeutung zukommt. Will man diese Tätigkeiten mit der nötigen Achtsamkeit ausüben, bedarf es des unbedingten Willens zur Selbsterkenntnis.

Die folgende Beschreibung aus einem der Interviews kann in dieser Hinsicht als vorbildlich betrachtet werden:

> „*Manchmal setze ich Humor ein, um eine Fassade aufzubauen. Ich will mich manchmal nicht so auf die Leute einlassen. Dann benutze ich Humor, um mich abzugrenzen. Ich bin froh, wenn ich das rechtzeitig erkenne. Es sollte eigentlich nicht so sein. Humor sollte nicht zwischen den Menschen stehen. Er sollte die Menschen miteinander verbinden.*“

Gewiss ertappt jede Betreuungskraft sich manchmal bei einem Verhalten, das nicht ganz den Leitsätzen einer validierenden und bedürfnisgerechten Betreuung entspricht. Eigene Gefühle, Stimmungen, innere Widerstände etc. sind stets mit im Spiel und machen sich in manchen Momenten störend bemerkbar.

Das Ziel bei der Anwendung von Humor kann daher nicht darin bestehen, „perfekt“ zu sein. Es besteht vielmehr darin, das eigene Tun zu beobachten, sich selbst gegenüber ehrlich zu sein – so wie in der zitierten Passage –, sich gegebenenfalls Rat und Hilfe zu holen und aus Fehlern zu lernen.

350 Zu diesen Diskussions- und Abstimmungsprozessen vgl. oben, Abschnitt 6.1.

Womit schließen? Vielleicht mit dem bekannten Zitat von *Hermann Hesse*: „Heiterkeit ist weder Tändelei noch Selbstgefälligkeit, sie ist höchste Erkenntnis und Liebe, ist Bejahen aller Wirklichkeit, Wachsein am Rand aller Tiefen und Abgründe. […] Sie ist das Geheimnis des Schönen und die eigentliche Substanz aller Kunst."[351] Auch in der Betreuung demenziell erkrankter Menschen ist Humor nicht nur „Tändelei". Er ist ein wichtiger Schlüssel, wenn nicht sogar *der* Schlüssel zu den Emotionen der Bewohner:innen und ihren psychischen Ressourcen.

351 Hesse (2012), S. 483.

Anhang 1
Ein Humor-Standard für die Betreuung von Menschen mit Demenz

Vorbemerkung: Humor ist aus der Arbeit mit demenziell veränderten Menschen nicht wegzudenken. Humor ist einer der wichtigsten Bündnispartner der Betreuenden. Geschickt eingesetzt, hat Humor viele therapeutische Funktionen. Er ist motivierend, stimulierend, spannungslösend und konfliktregulierend.

Humor kann sein positives Potenzial nur entfalten, wenn er von Respekt und gegenseitiger Sympathie geprägt ist. Menschen mit Demenz sind vulnerabel. Der Einsatz von Humor erfordert große Sorgfalt. Erfahrene Betreuungskräfte stimmen den Humor auf die Befindlichkeit der Bewohner:innen ab.

Die folgenden zehn Leitsätze sollen Orientierung geben. Der Verfasser hat sie gemeinsam mit den Teilnehmenden eines seiner Humorkurse erarbeitet.[352]

1. Menschen mit Demenz haben in der Regel viel Humor. Allerdings verändert sich der Humor durch die Krankheit. Komplizierte Wortspiele und intellektuelle Formen von Humor werden nicht mehr so gut verstanden. Was aber in den meisten Fällen gut funktioniert sind alberner Humor, kindlicher und neckischer Humor sowie Clownerie. Erfahrene Betreuungskräfte achten darauf, dass der Humor leicht zu verstehen und nicht zu voraussetzungsvoll ist.

2. Menschen mit Demenz benötigen Eindeutigkeit. „Trockener" Humor, bei dem man etwas lustig meint, es aber ernst vorträgt, ist ungeeignet. Erfahrene Betreuungskräfte geben klare und deutliche Humorsignale. Sie unterstreichen den Humor mit lustigen Gesten und einem heiteren Gesichtsausdruck. Eine Strategie, die im Alltag

352 Eine etwas kürzere Version des Leitlinientextes findet sich in Herberg (2021c).

eher verpönt ist, nämlich die eigenen Witze anzulachen, ist in der Demenzbetreuung oft gut und sinnvoll.

3. Je mehr die Sprachfähigkeit der Bewohner:innen abnimmt, desto wichtiger werden Formen des nonverbalen Humors. Die Betreuungskräfte sollten ausreichend Gelegenheit schaffen für humorvolle Interaktionen, die auf einer nicht-sprachlichen Ebene erfolgen (etwa in Form von komischer Pantomime, lustigen Geräuschen, lustigen Ballspielen etc.). Auch lustige Bilder, lustige Requisiten und Scherzartikel aller Art spielen eine wichtige Rolle.

4. Humor ist ein wirksames Mittel der Aktivierung. Menschen mit Demenz bringen gern andere zum Lachen. Beim Einsatz von Humor sollte darauf geachtet werden, dass den Bewohner:innen genügend Raum gegeben wird, um eigene originelle Ideen beizutragen. Eine Dauerberieselung mit Humor ist zu vermeiden. Ideal ist es, wenn der Humor auf Gegenseitigkeit beruht und wenn ein lebendiger Austausch in Gang kommt.

5. Erfahrene Betreuungskräfte stellen sich auf die Humorvorlieben der Bewohner:innen ein. Sie besitzen neben Humor auch eine gute Beobachtungsgabe und ein gutes Gedächtnis. Sie wissen viele Details aus dem Leben der Bewohner:innen und sie kennen die Themen, mit denen sie die Leute in gute Laune versetzen können. Geschickt nutzen sie Mundart sowie heitere Redensarten aus der Region.

6. Formen von Humor, die von einzelnen Bewohner:innen als unpassend oder geschmacklos empfunden werden könnten, gilt es zu vermeiden. Auch hier sind Fingerspitzengefühl und eine gute Beobachtungsgabe gefragt. Manche Bewohner:innen mögen beispielsweise neckische Körperkontakte, andere empfinden diese als unangenehm. Oder: Manche Leute mögen es, wenn bekannte Lieder oder Gedichte veralbert werden, andere betrachten dies als Sakrileg.

7. Mit den Grundsätzen einer modernen und wertschätzenden Betreuung unvereinbar ist das Lachen über Fehlleistungen der Bewohner:innen. Erklärungen wie „Ich lache Sie nicht aus, ich lache Sie an!“ machen die Sache nicht besser. Das Verspotten der Bewohner:innen stammt noch aus dem Kontext der krank machenden Institutionen früherer Zeiten und sollte heute eigentlich überwunden sein.

8. Manchmal tritt der Fall auf, dass der Humor der Bewohner:innen grobe und verletzende Formen annimmt. Wichtig ist, dass die Betreuungskräfte dies nicht persönlich nehmen. Das Verhalten erfahrener Betreuungskräfte ist von Toleranz und Milde geprägt. Sie beherrschen es, problematisches Verhalten humorvoll aufzugreifen und ihm dadurch die Schärfe zu nehmen.

9. Der Humor erfahrener Betreuungskräfte ist inkludierend. Sie achten darauf, dass alle Betreuten in das Gruppengeschehen einbezogen werden und dass niemand zur oder zum Außenseiter:in wird. Manche Bewohner:innen legen es darauf an, sich mit dem Betreuungspersonal kleine Frotzeleien zu liefern. Im Prinzip gibt es keinen Grund, warum man sich hierauf nicht einlassen sollte. Allerdings sollte die Haltung der Betreuenden auch beim gegenseitigen Frotzeln stets eine beschützende sein.

10. In vielen therapeutischen Kontexten wird Humor dazu eingesetzt, den Zielpersonen Einsichten zu vermitteln. In der Betreuung demenzbetroffener Personen ist hiervor Abstand zu nehmen. Menschen mit Demenz sind nicht lernfähig. Man sollte sie nach Möglichkeit nicht – auch nicht in humorvoller Weise – auf ihre Irrtümer oder Fehler hinweisen. Der Humor, so wie er in der Betreuung demenziell erkrankter Menschen zum Einsatz kommen sollte, ist vieles. Er ist versöhnlich, neckisch, albern, motivierend, verspielt und kreativ. Aber eines ist er nicht – nämlich belehrend.

Anhang 2
Ein achtstufiges Humortraining für Betreuungskräfte

Vorbemerkung: Für die Arbeit mit demenziell erkrankten Menschen bedarf es allgemeiner, aber auch spezieller Humorfähigkeiten. Erforderlich sind Spontaneität, Kreativität und die Freude am Spiel, daneben aber auch Beobachtungsgabe, gerontopsychiatrische Fachkenntnisse und ein hoher Grad an Selbstreflexion.

Diese Fähigkeiten sind trainierbar. Das folgende Humortrainingsprogramm leistet einen Beitrag dazu. Es wurde entwickelt, um es in die Ausbildung zur Betreuungskraft nach § 43 b) SGB XI zu integrieren.

Für das Training ist ein Zeitraum von acht Wochen vorgesehen. Pro Woche gibt es eine Unterrichtseinheit von etwa vier bis fünf Stunden Dauer. Am Ende jeder Unterrichtseinheit werden den Teilnehmenden spezielle Aufgaben gestellt, die Übungszwecken dienen und bis zur nächsten Sitzung selbstständig bearbeitet werden sollten.

<table>
<tr><th>1. Woche</th><th colspan="2">Thema: Humor in therapeutischen Kontexten</th></tr>
<tr><td rowspan="2"></td><td>Ziele und Inhalte:
Die Teilnehmenden lernen wichtige Humordefinitionen kennen (Humor als „Ventil“; Humor als komische Inkongruenz; Humor als Spiel etc.).
Die Teilnehmenden machen sich mit dem Konzept des „therapeutischen Humors“ vertraut. Sie erhalten eine Einführung in die Geschichte der „Humor-und-Gesundheit“-Bewegung.</td><td>Vorgehensweise:
Dozent:innenvortrag zum Thema.
Brainstorming: Was ist Humor, welche relevanten Aspekte und verwandten Begriffe fallen uns ein?
Gruppenarbeit und Referate zu einschlägiger Texten (Bischofberger 2008; Hirsch 2019b).
Es werden Ausschnitte aus dem Film „Patch Adams“ gezeigt und gemeinsam besprochen.</td></tr>
<tr><td colspan="2">„Hausaufgabe“:
Was bringt mich persönlich zum Lachen? Worüber kann ich gar nicht lachen? Die Teilnehmenden legen ein „Humor-Tagebuch“ an. Sie verfassen einen kurzen Text, in welchem sie versuchen, ihren persönlichen Humorstil zu beschreiben.</td></tr>
</table>

<table>
<tr><th>2. Woche</th><th colspan="2">Thema: Unterschiedliche Humorstile</th></tr>
<tr><td rowspan="2"></td><td>Ziele und Inhalte:
Die Teilnehmenden lernen, verschiedene Humorstile zu unterscheiden. Sie führen sich vor Augen, dass Humor eine höchst individuelle Angelegenheit ist, die mit dem Temperament, der Biografie und der Herkunft einer Person zusammenhängt.
Ein weiteres Ziel der Sitzung: Die Teilnehmenden lernen ihren eigenen Humorstil besser kennen.</td><td>Vorgehensweise:
Gruppenarbeit und Referate zu einschlägigen Texten (Falkenberg et al. 2013; Wüst 2016).
Eine erweiterte Vorstellungsrunde: Die Teilnehmenden erzählen ihren Lieblingswitz. Sie versuchen, ihren persönlichen Humorstil zu charakterisieren.
Rollenspiel: Schwester Hildegard möchte Herrn Meier aufmuntern, sie trifft aber nicht den richtigen Ton.</td></tr>
<tr><td colspan="2">„Hausaufgabe“:
Als Vorbereitung auf die nächste Sitzung rufen die Teilnehmenden sich Erfahrungen in Erinnerung, die sie in ihrer Arbeit mit demenziell erkrankten Menschen gemacht haben. Ist der Humor von Menschen mit Demenz anders als der von normalen Menschen? Wie verändert der Humor sich im Krankheitsverlauf?</td></tr>
</table>

3. Woche	Thema: Wie die Krankheit den Humor verändert	
	Ziele und Inhalte: Die Teilnehmenden entwickeln ein Bewusstsein für die mit einer Demenz einhergehenden Veränderungen des Humors. Sie vergegenwärtigen sich, dass Humor, so wie er unter gesunden Personen üblich ist, sich für die Betreuung demenziell erkrankter Menschen nur als bedingt geeignet erweist.	**Vorgehensweise:** Gruppenarbeit und Referate zu einschlägiger Texten (Clark et al. 2016; Hirsch 2019b; Herberg 2021c). Gemeinsame Erstellung eines Schaubilds: Die Tafel wird in drei Spalten unterteilt („frühe Demenz“, „mittlere Demenz“, „späte Phase der Demenz“). Gemeinsam wird erörtert, welche Beeinträchtigungen, aber auch welche Arten von Humor für jede der drei Phasen charakteristisch sind.
	„Hausaufgabe“: Als Vorbereitung auf die vierte Sitzung überlegen sich die Teilnehmenden, welche Arten von Humor negativ und verletzend sind. Unter der Überschrift „Ab sofort verboten“ formulieren sie drei bis vier Regeln, die von jeder Betreuungskraft beachtet werden sollten.	

<table>
<tr><th>4. Woche</th><th colspan="2">Thema: Negative Formen von Humor</th></tr>
<tr><td rowspan="2"></td><td>Ziele und Inhalte:
Die Teilnehmenden befassen sich mit den ethischen Herausforderungen rund um den Humor in der demenztherapeutischen Arbeit.
Sie trainieren ihre Fähigkeit, negative Formen von Humor erkennen zu können (Ironie, Sarkasmus, infantilisierender Humor etc.).</td><td>Vorgehensweise:
Dozent:innenvortrag zu den „Abgründen von Humor“.
Gemeinsame Situationsanalysen: Als Material dienen Beschreibungen von Situationen, in denen Humor in einer negativen Weise angewendet wurde (vgl. die in Kapitel 3 zusammengestellten Beispiele).
Gemeinsam wird erörtert, was in den einzelnen Beispielen vor sich geht, inwiefern der eingesetzte Humor verletzend ist und wie die Betreuungskraft es anders hätte machen können.</td></tr>
<tr><td colspan="2">„Hausaufgabe“:
Bei dieser Aufgabe geht es um den positiven Einsatz von Humor (als Vorbereitung auf die nächste Sitzung). Die Teilnehmenden erhalten einen Auszug aus dem Buch „Reimrätsel“ (Mallek und Schneider 2020). Nach diesem Vorbild überlegen sie sich ihre eigenen Quiz- und Rätselfragen.</td></tr>
</table>

<table>
<tr><th>5. Woche</th><th colspan="2">Thema: Humor bei den Aktivierungen (1)</th></tr>
<tr><td rowspan="2"></td><td>Ziele und Inhalte:
Die Teilnehmenden verschaffen sich einen Überblick über die positiven Einsatzmöglichkeiten von Humor.
Sie erwerben Übung darin, Humor als positiven Faktor bei den demenztherapeutischen Aktivierungen einzusetzen.
Es wird ein Überblick über geeignete Hilfsmittel, Bücher, Spiele und Materialsammlungen gegeben.</td><td>Vorgehensweise:
Rollenspiele:
Die Teilnehmenden überlegen sich lustige Verballhornungen zu bekannten Schlagern und Gedichten.
Die Teilnehmenden lesen sich gegenseitig ihre Horoskope aus Frauenzeitschriften vor. Sie fragen einander nach ihren Wünschen und Charaktereigenschaften und machen sich gegenseitig lustige Komplimente.</td></tr>
<tr><td colspan="2">„Hausaufgabe“:
Die Teilnehmenden denken sich einen Dialog aus: Ein Heimleiter – der dem Humor eher skeptisch gegenübersteht – soll von den Vorzügen des Humors überzeugt werden. Welche Argumente könnten ins Feld geführt werden?</td></tr>
</table>

<table>
<tr><th>6. Woche</th><th colspan="2">Thema: Humor bei den Aktivierungen (2)</th></tr>
<tr><td rowspan="2"></td><td>Ziele und Inhalte:
Im Anschluss an die vorangegangene Sitzung werden weitere Übungen zur humorvollen Gestaltung der Aktivierungen durchgeführt.
Die Teilnehmenden befassen sich mit Formen des nonverbalen Humors, darunter Slapstick, lustige Bilder und lustige Requisiten sowie komische Pantomime.</td><td>Vorgehensweise:
Rollenspiel: Einzelne Teilnehmer:innen präsentieren der Klasse lustige Bilder. Die Aufgabe besteht darin, diese Bilder humorvoll anzumoderieren und mit der Klasse in einen lustigen Austausch einzutreten.
Übung: Es wird eine Bastelstunde improvisiert, bei der gemeinsam lustige Puppen / niedliche Tiergestalten aus einfachsten Materialien gestaltet werden.</td></tr>
<tr><td colspan="2">„Hausaufgabe“:
Die folgende Übung dient dem Training der Sprach- und Ausdrucksfähigkeit in Sachen Humor. Die Teilnehmenden sehen sich Ausschnitte aus Stummfilmen an (Chaplin, Buster Keaton). Auf ein bis zwei Textseiten versuchen sie zu beschreiben, was sich in der Szene ereignet hat und was daran lustig war.</td></tr>
</table>

7. Woche	Thema: Humor und herausforderndes Verhalten	
	Ziele und Inhalte: Die Teilnehmenden lernen, das konfliktregulierende Potenzial von Humor zu nutzen. Sie entwickeln Strategien, um aufgeladene Situationen humorvoll zu deeskalieren. Ferner wird geübt, wie man humorvoll auf verletzende Bemerkungen reagieren kann, ohne selbst verletzend zu sein.	**Vorgehensweise:** Dozent:innenvortrag: Beispiele der gelungenen humorvollen Konfliktregulierung. Rollenspiel (1): Frau Huber stellt immer dieselbe Frage. Wie gelingt es, sie humorvoll abzulenken? Rollenspiel (2): In der Gruppe ist Streit ausgebrochen. Wie kann die Situation harmonisiert werden?
	„Hausaufgabe“: Was ist eine „humorfreundliche Organisation“? Die Teilnehmenden überlegen sich – als Vorbereitung auf die letzte Sitzung –, wie Pflegeeinrichtungen so organisiert werden können, dass ein humorvoller Arbeitsstil gefördert wird. Die Teilnehmenden skizzieren eine Liste mit Veränderungen, die sie sich für ihre Einrichtung wünschen würden.	

8. Woche	Thema: Humor und Organisation	
	Ziele und Inhalte: Die Teilnehmenden machen sich bewusst, dass der Einsatz von Humor auch eine organisatorische Herausforderung darstellt. Sie lernen Möglichkeiten kennen, wie man humorrelevante Aspekte in die Pflegedokumentation integrieren kann. Die Teilnehmenden verfassen ihren eigenen „Humor-Standard“.	**Vorgehensweise:** Dozent:innenvortrag: Humor in der Pflegedokumentation. Neue und innovative Formen des Dokumentierens speziell für die Betreuung nach § 43 b) SGB XI. Gruppenarbeit: „Wir verfassen unseren eigenen ‚Humor-Standard‘“.
	„Hausaufgabe“: Falls gewünscht, schicken die Teilnehmenden der Dozentin bzw. dem Dozenten eine E-Mail mit Rückmeldungen. Wie hat sich die eigene Praxis durch die Teilnahme an dem Kurs verändert?	

Literaturverzeichnis

AATH (Association for Applied and Therapeutic Humor) 2000: What is Therapeutic Humor? URL: http://www.aath.org/home_1.html (28.06.2020).

Antonovsky, Aaron 1997: Salutogenese: Zur Entmystifizierung der Gesundheit. Hrsg. von Alexa Franke. Tübingen: dgvt.

Attardo, Salvatore 2020: The Linguistics of Humour. Oxford: Oxford University Press.

Bär, Marion 2019: Das große Praxishandbuch. Handbuch für Betreuungskräfte. Karlsruhe: SingLiesl.

Baer, Udo und Gabi Schotte-Lange 2013: Das Herz wird nicht dement. Rat für Pflegende und Angehörige. Weinheim: Belz.

Bandura, Albert 1977: Self-Efficacy: Toward a Unifying Theory of Behavioral Change. In: Psychological Review, 84, 2, S. 191–215.

Bartholomeyczik, Sabine; Margareta Halek; Christian Müller-Hergl et al 2006: Rahmenempfehlungen zum Umgang mit herausforderndem Verhalten bei Menschen mit Demenz in der stationären Altenhilfe. BMG, Berlin.

Bassoux, Jean-Louis 1996: Why Organizations need Humour. In: European Management Journal, 14, 5, S. 500–508.

Baumgartner, Gudrun und Karl-Heinz Renner 2019: Humor in the Elderly with Dementia: Development and Initial Validation of a Behavioral Observation System. In: Current Psychology. URL: https://link.springer.com/article/10.1007/s12144-019-00455-y (28.06.2023)

Berger, Arthur 2010: Blind Men and Elephants. Perspectives on Humour. London/New York: Routledge.

Bergson, Henri 1988: Das Lachen. Ein Essay über die Bedeutung des Komischen. Darmstadt: Luchterhand.

Bisaz, Jutta 2008: Zwischen Tragik und Komik. In: Iren Bischofberger (Hrsg.), Das kann ja heiter werden. Humor und Lachen in der Pflege. Bern: Hans Huber, S. 201–214.

Bischofberger, Iren 2002: „Das hat uns gerade noch gefehlt“. Ein Standard für Humor und Lachen in der Pflege. Bern: Hans Huber.

Bischofberger, Iren 2008: Humor, ein Pflegekonzept im Aufwind. In: Dies. (Hrsg.), Das kann ja heiter werden. Humor und Lachen in der Pflege. Bern: Hans Huber, S. 29–86.

Böhm, Erwin 1999: Psychobiographisches Pflegemodell nach Böhm; Bd. 1: Grundlagen. Wien: Maudrich.

Bosetzky, Horst und Peter Heinrich 1994: Mensch und Organisation. Eine praxisorientierte Einführung in die Soziologie und Sozialpsychologie der Verwaltung. Köln: Kohlhammer.

Bräutigam, Christoph; Inge Bergmann-Tyacke und Annette Rustemeier-Holtwick 2005: Verstehen statt Etikettieren. Ein professioneller Zugang zur Situation von Pflegebedürftigen mit Demenz in kommunikativ schwierigen Situationen. In: Pflege und Gesellschaft, 10, 2, S. 83– 89.

Buckwalter, Kathleen; Linda A. Gerdner und Geri Hall 2013: Shining through: the Humor and Individuality of Persons with Alzheimer's Disease. In: Journal of Gerontological Nursing, 21, 3, S. 11–16.

Buissen, Huub 1997: Senile Demenz. Eine praktische Anleitung für den Umgang mit Alzheimer-Patienten. Weinheim: Belz.

Chapman, Alan; Graham A. Jackson und Colin McDonald 2004: Wenn Verhalten uns herausfordert. Ein Leitfaden für Pflegekräfte zum Umgang mit Menschen mit Demenz. Stuttgart: Demenz-Support.

Clark, Camilla; Jennifer M. Nicholas; Elizabeth Gordon et al. 2016: Altered Sense of Humor in Dementia. In: Journal of Alzheimer's Disease, 49, 1, S. 111–119.

Cohen-Mansfield, Jiska 1996: Behavioral and Mood Evaluations. Assessment of Agitation. International Psychogeriatrics, 8, 2, S. 233–245.

Cousins, Norman 2008: Der Arzt in uns selbst: Wie Sie Ihre Selbstheilungskräfte aktivieren können. Darmstadt: Schirner.

Csikszentimikalski, Mihály 1992: Flow. Das Geheimnis des Glücks. Stuttgart: Klett-Cotta.

Deutscher, Marie 2017: „Plädoyer für Willi“. Puppen in der Pflege und Betreuung Demenzkranker. Kopenhagen: Scandinavianbooks.

Döttlinger, Beatrix 2018: Gestisch-kommunikatives Handeln als Bindeglied zwischen Sprache und Handeln bei Menschen mit Demenz. Weinheim: Beltz Juventa.

Eastman, Max 1922: The Sense of Humour. New: York: C. Scribner's sons.

Effinger, Herbert 2009: Gleichgewicht halten. In: Ders. (Hrsg.), „Die Wahrheit zum Lachen bringen". Humor als Medium in der Sozialen Arbeit. Weinheim: Juventa, S. 17–55.

Ehrhard Thorsten und Anita Plattner 1999: Verhaltenstherapie bei Morbus Alzheimer. Göttingen: Hogrefe.

Eichenseer, Birgit und Elmar Gräßel 2015: Aktivierungstherapie für Menschen mit Demenz. München: Urban und Fischer.

Eisenburger, Marianne 2016: Aktivieren und Bewegen von älteren Menschen. Aachen: Meyer und Meyer.

Ellis, Maggie und Arlene Astell 2019: Nonverbale Kommunikation mit demenzkranken Menschen. Wie man ohne Sprache kommunizieren kann. Bern: Hogrefe.

Färber, Hans-Peter; Thomas Seyfarth und Annette Blunck 2012: Herausforderndes Verhalten in Pädagogik, Therapie und Pflege. Norderstedt: BoD.

Falkenberg, Irina; Paul McGhee und Barbara Wild 2013: Humorfähigkeiten trainieren. Manual für die psychiatrisch-psychotherapeutische Praxis. Stuttgart: Schattauer.

Feil, Naomi und Vicki de Klerk-Rubin 1990: Validation. Ein Weg zum Verständnis verwirrter alter Menschen. München/Basel: Ernst Reinhard.

Fey, Ulrich 2012: Clowns für Menschen mit Demenz. Das Potenzial einer komischen Kunst. Frankfurt am Main: Mabuse-Verlag.

Fooken, Insa 2012: Puppen – heimliche Menschenflüsterer. Ihre Wiederentdeckung als Spielzeug und Kulturgut. Göttingen: Vandenhoek & Ruprecht.

Frankl, Viktor 1959: Grundriss der Existenzanalyse und Logotherapie. In: Ders. und Victor E. Gebsattel (Hrsg.), Handbuch der Neurosenlehre und Psychotherapie. München/Berlin: Urban und Schwarzenberg, S. 663–736.

Freud, Sigmund 2009: Der Witz und seine Beziehung zum Unbewussten. Frankfurt am Main: Fischer.

Fröhlich, Andreas 1992: Basale Stimulation. Anregungen für die Pflege. In: Forum Sozialstation, 58, S. 24–28.

Fry, William 1994: The Biology of Humor. In: Humor. International Journal of Humor Research, 7, 2, S. 111–126.

Fuchs, Thomas 2010: Das Leibgedächtnis der Demenz. In: Andreas Kruse (Hrsg.), Lebensqualität bei Demenz. Heidelberg: Akademia, S. 231–242.

Füsgen, Ingo 2001: Demenz. Praktischer Umgang mit Hirnleistungsstörungen. München: Urban und Vogel.

Gatterer, Gerald 2007: Multiprofessionelle Altenbetreuung: Ein praxisbezogenes Handbuch. Wien/New York: Springer.

Geerdes, Sara und Anje Schwinger 2012: Betreuungskräfte in Pflegeeinrichtungen. Berlin: GVK Spitzenverband.

Gehring, Annette 2010: Frisch gestrichen. 30 Meisterwerke der Kunstparodie. Basel: Christoph-Merian-Verlag.

GKV-Spitzenverband 2016: Richtlinie nach § 53 c) SGB XI zur Qualifikation und zu den Aufgaben von zusätzlichen Betreuungskräften in stationären Pflegeeinrichtungen (Betreuungskräfte-Richtlinie).

Goffman, Erving 1971: Asyle. Über die soziale Situation psychiatrischer Patienten und anderer Insassen. Frankfurt: Suhrkamp.

Goffman, Erving 1973: Interaktion: Spaß am Spiel – Rollendistanz. München: Piper.

Grabowsky, Ingo und Martin Lücke 2008: Trällern für das Vaterland. In: Spiegel online, 12.12.2008.

Greb-Kohlstedt, Bettina; Ute Kammeyer und Ramona Rücker 2017: Dokumentation in der Betreuungsarbeit. Hannover: Vincentz.

Günthner, Susanne 1996: Zwischen Scherz und Schmerz. In: Helga Kotthoff (Hrsg.), Scherzkommunikation. Opladen: Westdeutscher Verlag, S. 81–109.

Gutmann, Jonathan 2016: Humor in der psychiatrischen Pflege. Bern: Hogrefe.

Haas, Michael und Inge Vormann 2011: Pflegeprozess und Pflegedokumentation. In: Ilka Köhler (Hrsg.), Altenpflege. Stuttgart: Thieme, S. 125–146.

Haberstroh, Julia und Johannes Prantl 2011: Kommunikation bei Demenz. Heidelberg: Springer.

Hänni, Beat 2012: Humor mit betagten Menschen – ein Praxisbeispiel. In: Barbara Wild (Hrsg.), Humor in Psychiatrie und Psychotherapie. Stuttgart: Schattauer, S. 91– 98.

Hamann, Bastienne 2019: Pocket Quiz Schlager. 150 Fragen und Antworten für Schlagerfans. Kempen: Moses Verlag.

Hartmann, Nicolai 1953: Ästhetik. Berlin: de Gruyter.

Hausendorf, Sebastian 2019: Humor im Arbeitskontext. Über den Einsatz von konstruktivem und destruktivem Humor in der Arbeitswelt. Wiesbaden: Springer.

Henke, Friedhelm 2015: Arbeitsbuch für die zusätzliche Betreuungskraft. Stuttgart: Kohlhammer.

Herberg, Martin 2016: Altersbilder in unserer Kultur. Ein Übungsheft für die Pflegeausbildung. München: grin.

Herberg, Martin 2021a: Humor in der Betreuung von Menschen mit Demenz. Teil 1: Wie die Krankheit den Humor verändert. In: Pflegenetz, das Magazin für die Pflege, 1, S. 22–23.

Herberg, Martin 2021b: Humor in der Betreuung von Menschen mit Demenz. Teil 2: Was man mit Humor bewirken kann. In: Pflegenetz, das Magazin für die Pflege, 2, S. 22–24.

Herberg, Martin 2021c: Humor in der Betreuung von Menschen mit Demenz. Teil 3: Auf dem Weg zu einem speziellen Humor-Standard. In: Pflegenetz, das Magazin für die Pflege, 3, S. 24–25.

Herberg, Martin 2021d: Therapeutischer Humor auf einer Demenzstation. Ergebnisse einer ethnografischen Fallstudie. In: Heilberufe Science, 2021/2.

Herberg, Martin 2021e: Probleme und Potentiale qualitativer Humorforschung. Am Beispiel der Erkundung von Humor auf einer Demenzstation. Bonn: socialnet.

Herzhoff, Simon 2012: Helper's little helper. Humor und Witz in der sozialen Arbeit. Saarbrücken: AV Akademikerverlag.

Hesse, Hermann 2012: Das Glasperlenspiel. Frankfurt am Main: Suhrkamp.

Hirsch, Eike Christian 2001: Der Witzableiter, oder, die Schule des Lachens. München: Beck.

Hirsch, Rolf-Dieter 2019a: Das Humor-Buch. Die Kunst des Perspektivwechsels in Theorie und Praxis. Stuttgart: Schattauer.

Hirsch, Rolf-Dieter 2019b: Humor und Demenz. In: Doris Gebhard und Eva Mir (Hrsg.), Gesundheitsförderung und Prävention für Menschen mit Demenz. Berlin: Springer, S. 275–294.

Hörmann, Brigitte und Birgit Weinbauer 2010: Musizieren mit dementen Menschen. Ratgeber für Angehörige und Pflegende. München: Ernst Reinhardt.

Höwler, Elisabeth 2008: Herausforderndes Verhalten bei Menschen mit Demenz. Erleben und Strategien Pflegender. Stuttgart: Kohlhammer.

Holtbernd, Thomas 2003: Führungsfaktor Humor. Wie Sie und Ihr Unternehmen davon profitieren können. Bielefeld: Überreuter.

Holtwiesche, Anna 2018: Soziale Betreuung richtig dokumentieren. Hannover: Schlütersche.

Hüther, Gerald und Christoph Quarch 2023: Rettet das Spiel. Weil Leben mehr als Funktionieren ist. München: Carl Hanser.

Huizinga, Johan und Andreas Flitner 2009: Homo ludens. Vom Ursprung der Kultur im Spiel. Reinbek: Rowohlt.

Janssens, Mieke 2010: Humor als Intervention, die Betreuung verändert. Spaß mit Menschen, die mit einer geistigen Behinderung leben. Tübingen: Dgvt.

Kersten, Annalena 2019: Musikinterventionen und Demenz. Wirkung und Einfluss im Setting Pflegeheim. Wiesbaden: Springer.

Kieser, Alfred und Herbert Kubicek 2020: Organisation. Berlin: de Gruyter.

Kiewitt, Karsten 2005: Musikbiografie und Alzheimer-Demenz. Zur Wirkung der Rezeption biografisch relevanter Musik auf das emotionale Erleben von Alzheimer-Betroffenen. Hamburg: Verlag Dr. Kovac.

Kindt, Tom 2017: Humor. In: Uwe Wirth (Hrsg.), Komik. Ein interdisziplinäres Handbuch. Stuttgart: Metzler, 2017, S. 7–11.

Kitwood, Tom 2019: Demenz. Der personzentrierte Ansatz im Umgang mit verwirrten Menschen. Bern: Hans Huber.

Koch-Straube, Ursula 2002: Fremde Welt Pflegeheim. Eine ethnologische Studie. Bern: Hans Huber.

Kocs, Ursula 2011: Die eigene Gesundheit erhalten und fördern. In: Ilka Köther (Hrsg.), Altenpflege. Stuttgart: Thieme, S. 1028–1034.

Koenen, Elmar 2001: Organisationskomik. In: Frank Dievernich (Hrsg.), Kommunikationsbrüche. Von Witz und Humor der Organisation. Konstanz: UVK, S. 143–182.

König, Helga 2013: Basteln und Handarbeiten für Senioren. Graz: Leopold Stocker.

König, Jutta und Claudia Zemlin 2020: 100 Fehler im Umgang mit Menschen mit Demenz. Hannover: Schlütersche.

Kolb, Christian 2014: Expertenstandard „Humormanagement in der Pflege“. Forum Ausbildung, 9, 1, S. 46–48.

Kolbe, Annette 2009: Grundwissen Psychologie, Soziologie und Pädagogik. Lehrbuch für Pflegeberufe. Stuttgart: Kohlhammer.

Kotthoff, Helga 1998: Spaß verstehen. Zur Pragmatik von konversationellem Humor. Tübingen: Max Niemeyer.

Kramer, Wolfgang und Michael Kiesling 2019: „Haste Worte“. Das kreative Wortsuchspiel. Günzburg: Hutter Verlag.

Kratz, Torsten 2017: Diagnostik und Therapie von Verhaltensstörungen bei Demenz. In: Deutsches Ärzteblatt, 114, 26, S. 447–454.

Kunz, Erika und Rosina Sonnenschein (2014): Wege zum Humorberater. Fortschritte in therapeutischem Humor. Tuttlingen: HCD-Verlag.

Langner, Bernhard 2020: Beziehungsgestaltung in der Pflege von Menschen mit Demenz. Heidelberg: Springer.

Lehmeyer, Sonja 2018: Vulnerabilität. In: Annette Riedel und Anne-Christin Linde (Hrsg.), Ethische Reflexion in der Pflege. Berlin: Springer, S. 75–87.

Lüthi, Urs 2019: Heimweh – oder die Sehnsucht nach dem Vertrauten. In: aktiv, Zeitschrift des Schweizerischen Verbandes der Aktivierungsfachfrauen/-männer, 3, S. 8–10.

Mallek, Natalie 2021a: Völlig verdreht. Wie lauten diese Sprichwörter tatsächlich? Spiele und Beschäftigungen für Senioren. Karlsruhe: SingLiesl.

Mallek, Natalie 2021b: Umschreibungen Gegenstände. Gedächtnistraining und Rate-Spiel für Senioren. Karlsruhe: SingLiesl.

Mallek, Natali und Annika Schneider 2018: Bewegungsgeschichten und Bewegungsgedichte für ältere Menschen. Karlsruhe: SingLiesl.

Mallek, Natalie und Anika Schneider 2020: Reimrätsel. Die beliebtesten Beschäftigungsideen für Senioren. Karlsruhe: SingLiesl.

Martin, Rod 2007: The Psychology of Humor. An integrative Approach. Burlington: Elsevier.

Messer, Barbara 2009: 100 Tipps für die Validierung. Hannover: Brigitte Kunz.

Mir, Eva; Andrea Limarutti und Doris Gebhard 2019: Evaluation von Gesundheitsförderung und Prävention für Menschen mit Demenz. In: Doris Gebhard und Eva Mir (Hrsg.), Gesundheitsförderung und Prävention für Menschen mit Demenz. Berlin: Springer, S. 123–135.

Möller, Olaf 2007: Große Handpuppen ins Spiel bringen. Technik, Tipps und Tricks für den kreativen Einsatz in Kindergarten, Schule, Familie und Therapie. Münster: Ökotopia.

Mötzing, Gisela 2013: Beschäftigung und Aktivitäten mit alten Menschen. München: Urban und Fischer.

Monkhouse, Christa 2008: Humor als Element der Führungsphilosophie in der Alterspflege. In: Iren Bischofberger (Hrsg.), Das kann ja heiter werden. Humor und Lachen in der Pflege. Bern: Hans Huber, S. 265–280.

Moore, Mandy 2011: Strick Graffiti. Kuscheliges für Mauern, Ampeln und Bäume. München: Knaur.

Moos, Inger 2011: Humour, Irony and Sarcasm in severe Alzheimer's Dementia – a Corrective to Retrogenesis? In: Ageing and Society, 31, S. 328–346.

Morgenstern, Ulrike 2020: Der physische und psychische Gesundheitszustand älterer Menschen mit Demenz in Pflegeeinrichtungen. In: Pflegewissenschaft, 6, 22, S. 402–415.

Morreall, John 1983: Taking Laughter Seriously. Albany/New York: State University of New York Press.

Müller-Hergl, Christian 2019: Geleitwort. In: Tom Kitwood, Demenz. Der personenzentrierte Ansatz im Umgang mit verwirrten Menschen. Bern: Hans Huber, S. 9–11.

Muthesius, Dorothea; Jan Sonntag; Britta Warme und Martina Falk 2010: Musik – Demenz – Bewegung. Musiktherapie für Menschen mit Demenz. Frankfurt am Main: Mabuse-Verlag.

Niklewski, Günther; Heike Nordmann und Rose Riecke-Niklewski 2006: Demenz. Hilfe für Angehörige und Betroffene. Berlin: Stiftung Warentest.

Pechau, Gabriele 2011: Musik und Musiktherapie in einem Altenpflegeheim. In: Ulrich Lange (Hrsg.), Musik und Märchen. Kreativ-therapeutische Beiträge zur Begleitung von Menschen mit Demenz. Köln: Kuratorium Deutsche Altenhilfe, S. 19–25.

Peters, Martina 2018: „Ich weiß nicht, was soll es bedeuten". Musizieren mit Menschen mit Demenz, LZG-Schriftenreihe Nr. 174. Mainz: Landeszentrale für Gesundheitsförderung.

Petzold, Hilarion 1983: Puppen und Puppenspiel in der Psychotherapie. Mit Kindern, Erwachsenen und alten Menschen. München: Pfeiffer.

Pfandl-Waidgasser, Andrea 2011: Spielerischer Ernst. Clowneske Interventionen in der Krankenhausseelsorge. Stuttgart: Kohlhammer.

Polanyi, Michael 2016: Implizites Wissen. Frankfurt am Main: Suhrkamp.

Pundt, Johanne 2006: Professionalisierung im Gesundheitswesen. Positionen – Potenziale – Perspektiven. Bern: Hans Huber.

Radcliffe-Brown, Alfred 1949: On Joking Relationships. Journal of the International African Institute, 13, 3, S. 195–210.

Radenbach, Johanna 2014: Aktiv trotz Demenz: Handbuch für die Aktivierung und Betreuung von Demenzerkrankten. Hannover: Schlütersche.

Rapp, Alexander und Dorothee Mutschler 2012: „Isn't it ironic". Wie wir Ironie (miss-)verstehen. In: Barbara Wild (Hrsg.), Humor in Psychiatrie und Psychotherapie. Stuttgart: Schattauer, S. 66–78.

Richter, Jean Paul 2012: Levana oder Erziehlehre. Hamburg: Tredition.

Robinson, Vera 1999: Praxishandbuch therapeutischer Humor. Grundlagen und Anwendungen für Gesundheits- und Pflegeberufe. Bern: Hans Huber.

Roes, Martina; Anja Bieber; Jörg Burbaum et al. 2019a: Der Expertenstandard Beziehungsgestaltung in der Pflege von Menschen mit Demenz. In: Deutsches Netzwerk für Qualitätsentwicklung in der Pflege (DNQP), Expertenstandard Beziehungsgestaltung in der Pflege von Menschen mit Demenz. Osnabrück, S. 24–69.

Roes, Martina; Daniel Purwins; Jan Dreyer et al. 2019b: Literaturstudie. In: Deutsches Netzwerk für Qualitätsentwicklung in der Pflege (DNQP), Expertenstandard Beziehungsgestaltung in der Pflege von Menschen mit Demenz. Osnabrück, S. 70–222.

Rosa, Susan und Betty Hasselkus 2005: Finding common Ground with Patients: the Centrality of Compatibility. In: American Journal of Occupational Therapy, 59, 2, S. 198–208.

Ryden, Murial; Monica Bossenmaier und Carrie McLachlan 1991: Aggressive Behavior in cognitively impaired Nursing Home Residents. In: Research in Nursing and Health, 14, 2, S. 87–95.

Sachweh, Svenja 2000: „Schätzle hinsitze". Kommunikation in der Altenpflege. Frankfurt am Main u. a.: Peter Lang.

Sachweh, Svenja 2008: Spurenlesen im Sprachdschungel. Kommunikation und Verständigung mit demenzkranken Menschen. Bern: Hans Huber.

Salameh, Waleed 1995: „Humor Immersion Training". In: Michael Titze, Die heilende Kraft des Lachens. München: Kösel, S. 327–353.

Schaade, Gudrun 2016: Ergotherapeutische Behandlungsansätze bei Demenz und dem Korsakow-Syndrom. Berlin: Springer.

Schiffer, Eckhard 2001: Wie Gesundheit entsteht. Salutogenese: Schatzsuche statt Fehlerfahndung. Weinheim: Beltz.

Schmidt, Simone und Martina Döbele 2013: Demenzbegleiter. Leitfaden für zusätzliche Betreuungskräfte in der Pflege. Berlin: Springer.

Schramm, Christine 2012: Die Komik der Chaplin-Filme. München: Akademische Verlagsgesellschaft.

Schwinger, Antje; Chrysanthi Tsiasioti und Jürgen Klauber 2017: Herausforderndes Verhalten. Die Sicht der Pflege. In: Klaus Jacobs; Adelheid

Kuhlmey; Stefan Greß et al. (Hrsg.), Pflege-Report 2017. Stuttgart: Schattauer, S. 131–152.

Siegel, Marte; Eva Gullestad-Binder und Hanne-Sofie Johnsen-Dahl 2020: Therapeutic Atmosphere in Psychotherapy Sessions. In: International Journal of Environmental Research and Public Health, 17, 11.

Sonntag, Jan 2016: Demenz und Atmosphäre. Musiktherapie als ästhetische Arbeit. Frankfurt am Main: Mabuse-Verlag.

Spector, Aimee; Lene Thorgrimsen; Bob Woods und Martin Orell 2012: Kognitive Anregung für Menschen mit Demenz. Evidenzbasiertes Praxis- und Gruppenhandbuch. Bern: Huber.

Stuhlmann, Wilhelm 2011: Demenz braucht Bindung. Wie man Biographiearbeit in der Altenpflege einsetzt. München: Ernst Reinhard.

Taylor, Richard 2008: Alzheimer und ich. Leben mit Dr. Alzheimer im Kopf. Bern: Hans Huber.

Taylor, Jeremy 2013: English Jokes. München: dtv.

Tietjen, Bettina 2016: Unter Tränen gelacht. Mein Vater, die Demenz und ich. München: Piper.

Tittlbach, Susanne; Martin Binder und Klaus Bös 2012: Bewegt im hohen Alter. Ein Programm zur psychomotorischen Aktivierung in Altenpflegeeinrichtungen. Aachen: Meyer und Meyer.

Titze, Michael 1995: Die heilende Kraft des Lachens. Mit therapeutischem Humor frühe Beschämungen heilen. München: Kösel.

Titze, Michael 2018: „Wer zuletzt lacht…“. Die Kunst der humorvollen Selbstbehauptung. Stuttgart: Schattauer.

van der Kooij, Cora 2010: Das mäeutische Pflege- und Betreuungsmodell. Darstellung und Dokumentation. Wien: Hans Huber.

Vink, Annemiek 2003: Unruhe bei alten Menschen und der potentielle Nutzen von Musiktherapie. In: David Aldridge (Hrsg.), Music Therapy World. Norderstedt: BoD, S. 91–108.

Vogt, Susanne 2017: Das große Bastelbuch für Senioren. Mülheim: Verlag an der Ruhr.

Vortherms, Ruth 1991: Clinically improving Communication through Touch. Journal of Gerontological Nursing, 17, 5, S. 6–10.

Weidert, Sabine 2007: Leiblichkeit in der Pflege von Menschen mit Demenz. Frankfurt am Main: Mabuse-Verlag.

Werheid, Katja und Angelika Thöne-Otto 2006: Kognitives Training bei Alzheimerdemenz. In: Der Nervenarzt, 77, S. 549–557.

Willis, Paul 1983: Spaß am Widerstand. Gegenkultur in der Arbeiterschule. Frankfurt am Main: Syndikat.

Wirth, Uwe 2003: Vorbemerkungen zu einer performativen Theorie des Komischen. In: Jens Kertscher und Dieter Mersch (Hrsg.), Performativität und Praxis. München: Wilhelm Fink Verlag, S. 153–174.

Wirth, Uwe 2017: Ironie. In: Ders. (Hrsg.), Komik. Ein interdisziplinäres Handbuch. Stuttgart: Metzler, S. 16–20.

Wißmann, Peter 2010: Vorwort. In: Dorothea Muthesius, Jan Sonntag, Britta Warme und Martina Falk (Hrsg.), Musik – Demenz – Bewegung. Musiktherapie für Menschen mit Demenz. Frankfurt am Main: Mabuse-Verlag, S. 9–10.

Wojnar, Jan 2007: Heiterkeit und Demenz. In: Rolf-Dieter Hirsch, Jan Bude und Hartmut Radebold (Hrsg.), Heiterkeit und Humor im Alter. Nürnbrecht: Maus, S. 181–188.

Wojnar, Jan 2014: Die Welt der Demenzkranken. Leben im Augenblick. Hannover: Vincentz.

Wüst, Petra 2016: Don't worry, be funny. Wie Humor das Leben leichter macht. Zürich: Orell-Füssli Verlag.

Zgola, Jitka 1993: Etwas tun. Die Arbeit mit Alzheimerkranken und anderen chronisch Verwirrten. Bern: Hans Huber.

Zimmer, Claudia 2013: Lachen, 3 x täglich. Humor in Gesundheitsberufen. Berlin/Heidelberg: Springer.

Ziv, Avner 1980: Humor and Creativity. In: Creative Child and Adult Quarterly, 5, 3, S. 159–170.

Register